Monthly Book
Medical Rehabilitation
編集企画にあたって………

　この度,「実践！上肢投球障害に対するリハビリテーション」について,各方面の先生方に執筆していただきました.

　投球動作に関連した上肢投球障害は,青少年のスポーツ選手にしばしば生じます.上肢投球障害に対する治療を行ううえで,青少年の運動器である骨軟骨筋腱の成育を考えたアプローチが必要です.小学生・中学生・高校生・大学生期において障害発生部位や損傷形態も変化するため,年代別にリハビリテーションを考える必要があります.骨関節が未熟な小学生・中学生期に重要なポイントについて坂田先生に,骨関節の成熟期にあたる高校生・大学生期については鈴木先生にお願いしました.性別によっても筋量や筋柔軟性に違いがあるため,その特性を理解していくことがリハビリテーションを行ううえで重要です.上肢投球障害がこれまで明らかではなかった女性野球選手における特徴について平本先生にお願いしました.

　上肢投球障害に対するリハビリテーションを始めるうえで,患部と患部外からのアプローチが重要となります.全身からの連鎖を考慮したリハビリテーションアプローチについて,松井先生に解説していただきました.患部である肩肘関節からのアプローチについては高橋先生に,篠田先生には上肢末梢からの連鎖を考えたリハビリテーションについてお願いしました.どの方面からのアプローチも重要ですが,選手の障害を早期に診断し,リハビリテーション治療によって早期に競技復帰させるためには,どのように計画を立てれば良いか,読者のみなさまにも考えてただきたいポイントです.

　上肢投球障害に対するリハビリテーションでは,このように患部とその原因となる患部外の障害部位に対する運動機能の改善が重要となります.しかしそれだけでは,復帰後に上肢投球障害を再発する可能性が高くなります.すなわち不良な投球動作を繰り返すと,障害を再び引き起こします.したがって投球動作の基本的な枠組みを理解することが,上肢投球障害に対するリハビリテーションには重要となります.投球動作は極めて素早い動作であり,詳しく解析し評価することが困難です.その簡便な方法を瀬尾先生に解説いただきました.実際の投球動作改善に必要な点について,宇良田先生にお願いしました.

　青少年スポーツ選手における上肢投球障害を治療するためには,我々医療サイドと現場との連携も極めて重要となります.上肢投球障害に対して早期発見・治療するためには,どのような体制が必要かについて,琴浦先生には長年の経験に基づいた体制について解説していただきました.上肢投球障害に対する予防法について,亀山先生にお願いしました.

　上記すべての論点は,スポーツ選手の障害に対する治療を行ううえで重要と考えて,私はリハビリテーションを行ってまいりました.この企画によってスポーツ選手に携わられている先生方の治療の考え方やポイントが整理できれば幸いです.

2019 年 7 月
森原　徹

Key Words Index

和　文

ー あ行 ー
運動連鎖　27

ー か行 ー
改善エクササイズ　56
肩関節　35
関節内インピンジメント　8
危険因子　69
機能解剖　41
機能障害　1,41
機能評価　56
機能不全　41
京都　64
肩甲骨　35
肩甲上腕関節　35
検診　64
肩峰下インピンジメント　8

ー さ行 ー
再発予防　56
姿勢　27
上腕骨近位骨端線離開　1
女子野球　19
身体機能　8
身体特性　19
スローイングプログラム　8

ー た行 ー
投球障害　8,27,35,49,69
投球動作　49,56

ー は行 ー
発育発達　1
パフォーマンス　69
肘内側障害　1
ファンクショナルスローイング
　テスト　49

ー ま〜ら行 ー
メディカルチェック　69
野球肘　64
リハビリテーション　1,19

欧　文

ー B・D ー
baseball elbow　64
dysfunction(s)　1,41

ー F ー
functional anatomy　41
functional evaluation　56
functional throwing test　49

ー G ー
glenohumeral joint　35
growth and development　1

ー I ー
impairments　41
improvement exercise　56
internal impingement　8

ー K・L ー
kinetic chain　27
Kyoto　64
little league shoulder　1

ー M ー
medial elbow injury　1
medical checkup　64,69

ー P ー
performance　69
physical characteristics　19
physical function　8
posture　27

ー R ー
recurrence prevention　56
rehabilitation　1,19
risk factors　69

ー S ー
scapula　35
shoulder　35
subacrominal impingement　8

ー T・W ー
throwing disorder(s)　8,35,49
throwing injury　27,69
throwing motion　49,56
throwing program　8
women's baseball　19

Writers File

ライターズファイル（50音順）

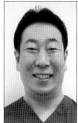

宇良田大悟
（うらた だいご）

- 2003年 早稲田大学人間科学部スポーツ科学科卒業
- 2006年 千葉県医療技術大学校理学療法学科卒業 慶友整形外科病院リハビリテーション科
- 2012年 同，主任
- 2015年 同，科長

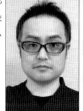

篠田光俊
（しのだ みつとし）

- 2004年 中部リハビリテーション専門学校理学療法学科二部卒業 吉田整形外科病院リハビリテーション科
- 2012年 国際医学技術専門学校
- 2016年 星城大学大学院健康支援研究科健康支援学修士号取得
- 2018年 吉田整形外科病院リハビリテーション科，副主任

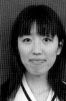

平本真知子
（ひらもと まちこ）

- 2006年 神戸大学医学部保健学科理学療法学専攻卒業
- 2006年 洛和会音羽病院リハビリテーション部
- 2007年 京都府立医科大学附属病院リハビリテーション部
- 2016年 丸太町リハビリテーションクリニックリハビリテーション部
- 2019年 京都工芸繊維大学大学院バイオテクノロジー専攻博士号取得

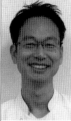

亀山顕太郎
（かめやま けんたろう）

- 2001年 国際医療福祉大学卒業 松戸整形外科病院
- 2006年 松戸整形外科クリニック，主任
- 2011年 同，クリニック管理部長

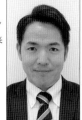

鈴木 智
（すずき さとし）

- 2000年 山形医療技術専門学校理学療法学科卒業 舟山病院
- 2001年 船橋整形外科病院理学診療部
- 2008年 同，技術課長
- 2012年 船橋整形外科病院スポーツリハビリテーション部，副部長
- 2018年 同病院理学診療統括部
- 2019年 同部，教育副部長

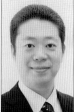

松井知之
（まつい ともゆき）

- 1999年 土佐リハビリテーションカレッジ卒業 京都府立医科大学附属病院リハビリテーション部
- 2015年 丸太町リハビリテーションクリニック
- 2019年 京都工芸繊維大学大学院博士課程修了

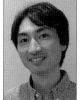

琴浦義浩
（ことうら よしひろ）

- 2004年 京都府立医科大学卒業 同大学附属病院初期研修医
- 2005年 京都病院初期研修医
- 2006年 京都府立医科大学整形外科学教室入局
- 2007年 京都きづ川病院
- 2009年 京都府立与謝の海病院
- 2013年 京都中部総合医療センター（旧：公立南丹病院）整形外科
- 2019年 同，副部長

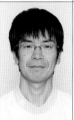

瀬尾和弥
（せお かずや）

- 2004年 吉備国際大学卒業 京都府立医科大学附属病院リハビリテーション部

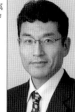

森原 徹
（もりはら とおる）

- 1993年 京都府立医科大学卒業
- 1999〜2001年 米国カルフォルニア大学サンディエゴ校整形外科留学
- 2001年 京都府立与謝の海病院整形外科
- 2005年 京都府立医科大学大学院運動器機能再生外科学，助教
- 2009年 同，講師
- 2016年 同大学大学院スポーツ傷害予防医学，准教授
- 2019年 丸太町リハビリテーションクリニック，院長

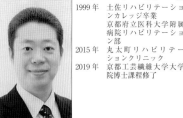

坂田 淳
（さかた じゅん）

- 2005年 早稲田大学卒業
- 2007年 同大学大学院修士課程修了 東都リハビリテーション学院卒業 横浜市スポーツ医科学センターリハビリテーション科
- 2016年 早稲田大学大学院博士後期課程入学
- 2019年 トヨタ自動車株式会社メディカルサポート部・トヨタ記念病院リハビリテーション科

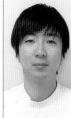

高橋晋平
（たかはし しんぺい）

- 2012年 医健専門学校卒業
- 2012年 いわてリハビリテーションセンター
- 2015年 東北大学病院リハビリテーション部

前付 3

Contents

実践！上肢投球障害に対する リハビリテーション

編集／丸太町リハビリテーションクリニック院長　森原　徹

Ⅰ. 年代・性別から考える投球障害アプローチ

小学生・中学生の上肢スポーツ障害に対する リハビリテーション
坂田　淳　*1*

発育・発達段階，病態特有の機能不全，投球障害共通の機能不全，投球負荷を把握し，安静期間を十分に確保しながら，セルフケアを中心としたリハビリテーションを実施することが重要である．

高校生・大学生・社会人野球選手の上肢スポーツ障害に 対するリハビリテーション
鈴木　智　*8*

高校生・大学生・社会人野球選手の投球障害肩のリハビリテーションでは，肩関節・肩甲帯機能など患部の機能正常化と投球動作を念頭に置いた全身機能の再構築が重要である．

女子野球選手の上肢スポーツ障害に対するリハビリテーション
平本真知子ほか　*19*

これまでに実施した女子プロ野球選手に対するメディカルチェックから明らかになってきた障害や身体特性およびリハビリテーションアプローチについて紹介する．

Ⅱ. 身体機能から考える投球障害アプローチ

全身から患部へのアプローチ
松井　知之　*27*

投球障害の評価，治療では，全身から局所（疼痛部位）への影響を考慮する必要がある．簡便に全身からの影響を評価できる全身即時調整法の理論と実際について解説する．

肩・肩甲帯からみた上肢投球障害
高橋　晋平ほか　*35*

上肢投球障害は投球時の肩関節運動が大きく関与する．問題となる肩関節運動を捉え，さらにその原因となる肩関節周囲の機能低下を見極めて治療につなげる必要がある．

肘・手関節・手指の評価から患部へのアプローチ
篠田　光俊　*41*

投球障害の治療は，身体機能の改善が有効である．病態別に必要な身体機能を機能解剖学的な知見から説明した．肘・手・手指に対する機能的な評価と運動療法を解説する．

Monthly Book

MEDICAL REHABILITATION No. 239/2019.8 目次

編集主幹／宮野佐年　水間正澄

Ⅲ. 投球動作から考える投球障害アプローチ

投球動作評価法　　　　　　　　　　　　　　瀬尾　和弥ほか　*49*

投球動作は，短時間の三次元的な運動であり，動作中の評価は難しい．評価として，フェーズごとに投球動作を模倣したファンクショナルスローイングテストを実施する．

投球動作改善に向けての実践アプローチ　　　　　　宇良田大悟　*56*

投球動作改善に向けた実践アプローチについて，文献的考察を踏まえて紹介する．機能評価から得た情報と投球動作を関連付けてアプローチすることが重要である．

Ⅳ. 投球障害撲滅に向けて，大規模検診の現状と未来

京都府における大規模野球肘検診の現状　　　　　　琴浦　義浩　*64*

野球選手に対する障害予防の取組みとして開始した京都府における野球肘検診について，その詳細とそこから得た知見，および今後の課題について述べる．

障害発生予防に対する取り組み　　　　　　　　　亀山顕太郎　*69*

どのような選手が投球障害を発症してしまうのか，逆に健常に投手を続けていくためには，どのような特徴が必要なのかを紹介する．

❖キーワードインデックス　前付2
❖ライターズファイル　前付3
❖ピン・ボード　77
❖既刊一覧　81
❖次号予告　82

前付 5

好評

パフォーマンスUP！

運動連鎖から考える投球障害

診察室からグラウンドまでをつなぐアプローチ

<編　著>
森原　徹（京都府立医科大学，整形外科医）
松井知之（京都府立医科大学附属病院，理学療法士）
髙島　誠（Mac's Trainer Room，トレーナー）

投球障害の治療を進めるとき，診察室で痛みが改善されても，実際にグラウンドに出て投球を開始すると，すぐに痛みが再発してしまうケースが見受けられます．痛みが取れただけでは100％のプレーはできませんし，投球動作につなげたトレーニングを段階的に行う必要があります．また，一般的に行われているトレーニングでも正しい方法で行わないと，不良姿勢や柔軟性低下につながってしまう場合もあります．それらの点を踏まえ，本書では，評価法から現場復帰に向けたトレーニングまでを，整形外科医・理学療法士・トレーナーが実践的に紹介しております．

<主な目次>
Ⅰ．投球障害とは
原因を見つけ出す問診票/投球動作とは？/肩・肘関節に生じる代表的な投球障害
Ⅱ．運動連鎖からみた姿勢
姿勢が肩・肘に及ぼす影響/不良姿勢のパターン
Ⅲ．姿勢異常の原因を見つけ出すスクリーニングテスト
スクリーニングテストの流れ/骨盤からの影響/腰背筋群の過緊張による影響/腹筋群の過緊張による影響/腹横筋の低緊張による影響/頚部回旋制限による影響/肩甲骨機能不全による影響（患部）/肩のインナーマッスル機能不全による影響（患部）
Ⅳ．運動連鎖からみた投球動作～各期におけるチェックポイント～
投球動作の各期の分類/各期におけるチェックポイント
Ⅴ．各部位からみた投球障害へのアプローチ～コンディショニングメソッド～
コンディショニングの進め方/トレーニングStep 1：股関節へのアプローチ，体幹へのアプローチ，頚部へのアプローチ，肩関節（患部）へのアプローチ，肘関節（患部）へのアプローチ/トレーニングStep 2～Step 1からの強度アップ～：股関節へのアプローチ（下半身トレーニング），体幹へのアプローチ，足部・足関節へのアプローチ，肩関節（患部）へのアプローチ/トレーニングStep 3～投球フェーズを考えたトレーニング～：Wind up期，Early cocking期，Late cocking期～Acceleration期，Follow through期
トレーニングの落とし穴：体幹編，肩関節のインナーマッスル編，肘編，下半身編，上半身編
Ⅵ．スローイングプログラム
スローイングプログラムを始める前に/スローイングプログラム実施中に投球障害が再発する原因/スローイングプログラムの方法/実践！スローイングプログラム
Ⅶ．セルフチェック
下肢・体幹のセルフチェック/肩のセルフチェック/肘のセルフチェック
Ⅷ．パフォーマンスライン～意識に対するアプローチ～
上半身と下半身のつながりについて（パフォーマンスラインの考え方）/パフォーマンスラインのタイプ分類/パフォーマンスラインのチェック方法/パフォーマンスラインを投球動作に活かす

2014年4月発行
B5判　128頁
定価：3,900円＋税

(株)全日本病院出版会
〒113-0033　東京都文京区本郷3-16-4
TEL：03-5689-5989　FAX：03-5689-8030
おもとめはお近くの書店または弊社ホームページ（http://www.zenniti.com）まで！

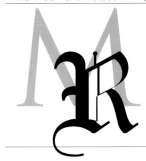

特集／実践！上肢投球障害に対するリハビリテーション

Ⅰ．年代・性別から考える投球障害アプローチ

小学生・中学生の上肢スポーツ障害に対するリハビリテーション

坂田　淳*

Abstract 成長期における投球障害に対しリハビリテーションを行う場合，発育・発達段階，病態特有の機能不全，投球障害共通の機能不全，投球動作を含む投球負荷に留意する．将来に後遺症を残さないためにも安静期間を十分に確保する．安静期は病態特有の機能不全と投球障害共通の機能不全の回復に努める．復帰期では画像上の改善を確認しながら投球動作の改善を行い，徐々に復帰する．基本的にセルフメニューで行わせ，理学療法士の介入を極力避け，セルフケアの習慣化も同時に目指す．

Key words 肘内側障害(medial elbow injury)，上腕骨近位骨端線離開(little league shoulder)，リハビリテーション(rehabilitation)，発育発達(growth and development)，機能障害(dysfunction)

小学生・中学生の投球障害に対するリハビリテーションの留意点

小学生・中学生のような成長期における投球障害に対しリハビリテーションを行う場合，4つの点に留意する．すなわち，発育・発達段階，病態特有の機能不全，投球障害共通の機能不全，投球動作を含む投球負荷である．

1．発育・発達段階

成長期では，同学年であっても各々の発育・発達段階が異なる．発育・発達段階の把握のため，X線や超音波エコーを用い，肘内側上顆骨端核の成熟度や上腕骨近位骨端部を評価する．加えて，両側SLR（下肢伸展挙上テスト）を実施し，下肢タイトネスを評価する．

1）内側上顆骨端部の成熟度の評価

内側上顆の成熟度について，杉浦らの著書[1]を参考にX線で肘伸展位正面像において，内側上顆骨端核の成熟度を評価する(**図1**)．成熟度により内側上顆下端部のX線完全治癒期間が異なり，成長期の肘内側部障害の自験例(n＝389)では，母床と骨端核が重ならない成熟度3以下(n＝119)で平均180.8日，母床と骨端核が重なる成熟度4以上(n＝270)では136.2日と，未成熟例でのX線上の治癒が遷延した．X線治癒のスピードには滑車の骨端核出現も関与し(**図1**：黄色○)，滑車の骨端核が出現すると内側上顆下端部の成熟が加速する．

超音波エコーでは，内側上顆下端部の障害形態も評価する成熟度により，内側上顆下端部の障害形態が異なる(**図2**)．特に，下端部の不整と軟骨下骨連続性途絶はこの年代での肘外反弛緩性を増大させ[2]，投球再開が遅延する[3]．これらは軟骨腫脹が伴うことが多く，軟骨輪郭の評価によるその腫脹の有無も同時に確認する．

2）上腕骨近位骨端部の評価

上腕骨近位骨端部は超音波エコーで確認する．短軸において，骨端線部の成熟が未成熟な場合は骨端線より近位の骨端核と遠位の骨幹遠位部が同じ短軸像にみられないが，骨端線部の障害が起こりやすい時期では，同一短軸像に骨端核と骨幹部

---

* Jun SAKATA，〒 471-8513　愛知県豊田市平和町 1-1　トヨタ記念病院リハビリテーション科／トヨタ自動車株式会社メディカルサポート部

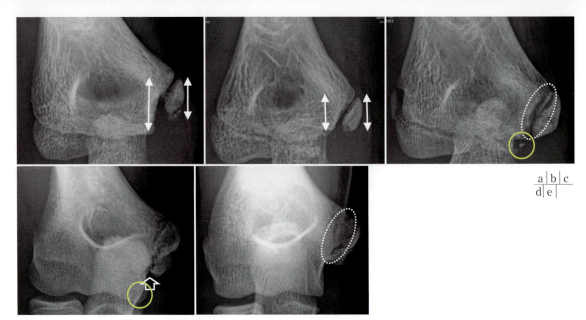

図 1. 肘内側上顆下端の成熟度と平均年齢（n＝389）
a：骨端核＜母床の幅：平均 9.9（9〜11）歳
b：骨端核≒母床の幅：平均 10.5（9〜12）歳
c：骨端核と母床の重なり：平均 10.9（10〜12）歳
d：下端の骨端線開存：平均 12.3（10〜15）歳
e：骨端線閉鎖（未完）：平均 13.6（12〜15）歳

（文献 1 より改変）

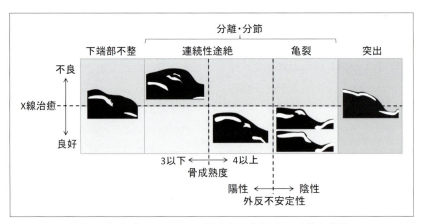

図 2. 超音波エコーによる肘内側上顆障害の形態と特徴
下端部不整：短軸像での内側上顆下端部が複数の骨より出現
連続性途絶：長軸像での内側上顆の軟骨下骨の連続性が掌-背側全域にわたり途絶
亀裂：長軸像での内側上顆の軟骨下骨の連続性が一部途絶
突出：長軸像での内側上顆が遠位方向に突出

が観察される．骨端障害がみられると，短軸での軟骨部が不均一となるほか，特に結節間溝すぐ外側の大結節部の軟骨内に血流増大がみられる場合が多い（図 3）．

3）ハムストリングスタイトネス

身長の伸びの速度がピークとなる peak height velocity（PHV）の直前からその後にかけて，下肢長増加による相対的なハムストリングスのタイトネスが生じる．

2．病態特有の機能不全

肘内側障害と上腕骨近位骨端線離開には各々病態特有の機能不全がみられる．それらには各病態

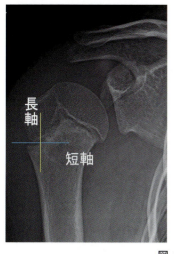

図 3. 上腕骨近位骨端部の超音波エコーによる観察

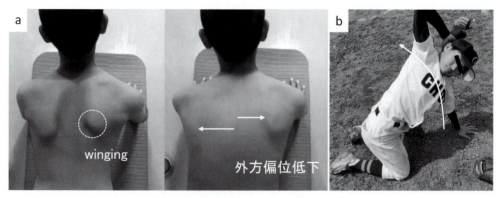

図 4. 肩甲胸郭関節・胸郭機能の評価
a：上肢荷重時に肩甲骨下角がwingingし，肩甲骨を外転させると肩甲骨の外側偏位が減少する．
b：骨盤を固定し，肩甲骨内転・体幹回旋をさせた際に真上が見れるかを評価する．

の発生因子や疼痛の原因因子，障害発生後の結果因子に分かれる．

1）肘内側障害

投球時の繰り返しの外反ストレスにより，肘関節は外反アライメントを呈す．特に肘伸展時の早期の尺骨外反により，肘伸展時の内側部痛の要因となる．肘伸展制限が長期化すると，肘屈曲・肩伸展・肩甲骨前傾アライメントが定常化し，肩甲骨のwingingが生じる．

2）上腕骨近位骨端線離開

骨端線の損傷は，三角筋の過緊張を生じさせる．骨頭の挙上が生じ，棘上筋機能低下が起こると，腱板症状を起こし病態を複雑化させる．特に，血流の増大が多い三角筋前方・上腕二頭筋長頭腱での滑走性が低下しやすく，肩屈曲位での拘縮が起こると，肩甲骨が前傾し，肩甲骨wingingが生じやすい．

3．投球障害共通の機能不全

投球障害共通の機能不全と肩甲胸郭関節機能低下と胸郭拡張制限，股関節可動性の低下がある．PHV前後でその原因は異なり，PHV前では筋緊張が低く，体幹筋の安定性低下や肩甲骨のwingingが起こりやすい（図4-a）．PHV直前やその後ではハムストリングスタイトネス増大に伴う骨盤後傾・胸椎後弯増大の不良姿勢が常態化する．胸郭拡張制限も起こりやすく，四つ這いにて体幹を投球側に回旋させて評価する（図4-b）．胸郭の拡張制限がみられると，投球時に遠位関節である肩関節・肘関節への負担が増大する．

4．投球負荷（投球動作含）

投球負荷は，1球の投球負荷×投球数×投球頻度の掛け算である．特にPHV前では未熟な投球

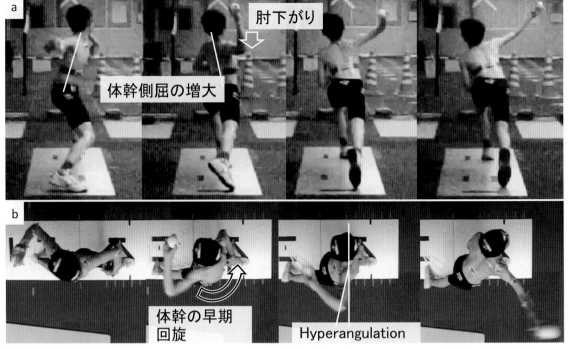

図 5. 不良な投球動作の評価
a：足接地後の体幹側屈増大に伴い，肩の外転角が減少し"肘が下がる".
b：足接地時に体幹が早期に回旋し，肩水平外転が増大する．

動作による投球負荷が増大しやすい．PHV 直前やその後には不良な投球動作の要因に下肢タイトネスを中心とした機能不全の関与が加わる．投球動作を観察する際には，はじめに，疼痛を訴える場面や病態から，問題となり得る上肢の運動を把握することが重要である[4]．

1）"肘下がり"（図 5-a）

"肘下がり"とは足接地時から肩最大外旋までの間に肩外転角が減少し，両肩の高さよりも肘が低くなる動作を指す[5]．"肘下がり"は肘内側障害発生の原因となる[6]．

2）Hyperangulation；HA（図 5-b）

肩最大外旋時に肩水平外転が増大する動作のことを指す[7]．肩関節前方への関節間力が増大し[8]，かつ過外旋が加わり，上腕骨近位骨端部へのストレスが増大する．

3）"肘下がり"や HA の原因

"肘下がり"や HA といった動作不良は，体幹の過剰な側屈や早期回旋など，体幹の運動開始のタイミング異常や運動の過不足により生じる．体幹の側屈は相対的な肩外転角の低下や，それに伴う肩水平外転を増大させる．また早期の体幹回旋は肘の十分な挙上の前に回旋が始まることとなり，また水平面方向への上肢運動増大が起こりやすい．体幹の異常運動は，肩や肘にかかる力学的ストレスを増大させる．体幹の側屈の増大は，外的な肘外反，肩外旋モーメントが増大するとされ[9]，体幹の早期回旋もまた肘外反モーメントの増大[10]や肩の過外旋[11]を起こすとされる．

リハビリテーションの実際

成長期の投球障害において最も重要なのは，将来に後遺症を残さないことである．安静期間を十分に確保し，組織治癒のルートに乗せる．特に肘内側障害は遺残骨片を残さないよう留意することも必要である．一方で，X 線の完全治癒まで投球再開を控えることはその治療期間の長さより現実的でない．図 6 に示すように，肘の運動時痛が消失し，X 線所見にわずかでも改善がみられたら，安全な投球動作の習得しながら徐々に投球を再開する．2 か月程度で下端部不整像の消失や連続性の一部改善がみられてから，塁間 50 球以上の投球

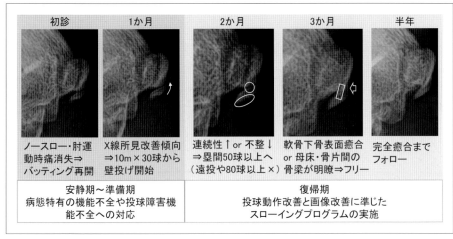

図 6. 肘内側障害における X 線治癒過程と投球数の目安

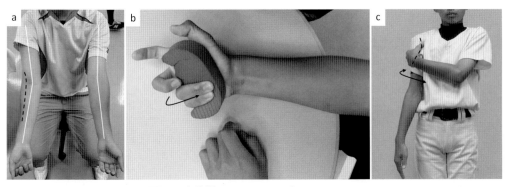

図 7. 安静期のセルフリハビリテーション
a：肘外反が増大している肘に対し，腕橈骨筋を掌側縁より把持し，肘屈曲伸展や前腕回内外運動を繰り返す．
b：小指・環指の PIP 関節を屈曲しながらのグリップ運動を行う．
c：三角筋前縁より三角筋前部線維を把持し，肩関節の内外旋運動を繰り返す．

を許可する．その後は投手や捕手など負担のかかるポジションも徐々に開始し，軟骨下骨表面に亀裂が消失するか，母床・骨片間にはっきりと骨梁が見えた段階で，投球を完全にフリーとする．その後は必要に応じ，X 線完全治癒までフォローアップする．上腕骨近位骨端線離開については予後良好だが，骨端線内の血流が消失する前に投球負荷が増大すると（目安は塁間50球以上），疼痛が再燃することを多く経験する．

また成長期の選手のリハビリテーションは基本的にセルフメニューで行わせ，理学療法士の介入を極力避けることで，セルフケアの習慣化も兼ねた教育的な意味も含める．

1．安静期

画像上の改善を待ちながら，病態特有の機能不全を中心にアプローチを行う．

1）肘内側障害

肘外反アライメントや肘伸展時の早期外反の改善のため，腕橈骨筋の柔軟性を改善させる（図 7-a）．長期の肘伸展制限がみられた例では，下垂位での肩甲骨内転運動を行い，菱形筋の収縮を改善させる．肘運動時痛消失後は，浅指屈筋を中心とした肘外反制動機能の向上をはかる（図 7-b）．

2）上腕骨近位骨端線離開

三角筋前部の柔軟性を改善させる（図 7-c）．加えて下垂位での肩甲骨内転運動を行い，菱形筋の収縮を改善させる．骨頭の挙上を伴う場合には，肩運動時痛の消失後に棘上筋の収縮を改善させる．

2．準備期

肘や肩関節の運動時痛消失後には，投球再開に

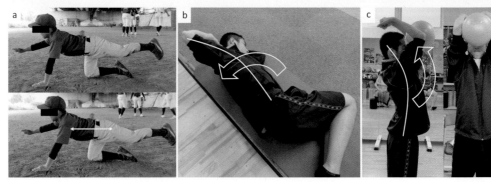

図 8. 準備期のセルフリハビリテーション
a：四つ這いで腰椎部にボールを載せたまま，上下肢（対側）を挙上させキープする．可能であれば股関節を屈曲伸展させ，ヒップヒンジも誘導する．
b：側臥位で肩甲骨を内転させながら，上位胸郭⇒中位胸郭⇒下位胸郭の順に回旋させる．
c：両肘でボールを挟み，肩甲骨を外転させながら，挙上させる．胸椎の伸展も同時に行う．

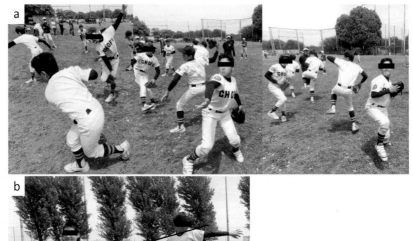

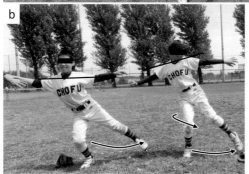

図 9. 復帰期のセルフリハビリテーション
a：一直線上をケンケンしながらシャドウを実施する．
b：軸足片脚立ちになり，足をつかないようにしながら外側にリーチする．上肢も挙上させ両肩のラインまで肘を挙げる．軸足が内側に入ったり，肩が傾いたり，上肢の挙上が不十分にならないように注意する．

向けて投球障害共通の機能不全に対し，全身の機能を改善させる．PHV 前では体幹筋の収縮により安定性を増大させるようなメニューに主眼を置き，PHV 直前やその後では柔軟性低下に伴う姿勢の悪化にも着目したリハビリテーションを実施する．

1）PHV 前

四つ這い肢位をとらせ，上肢荷重下での肩甲骨内外転運動（キャットアンドドッグ）を行う．また図 4-b の運動をトレーニングとして行う．加えて，体幹のバランス能力向上のため，四つ這いでボールを腰椎に載せたままの上下肢挙上やヒップヒンジを行い，骨盤前傾を促す（図 8-a）．

2）PHV 直前・後

ハムストリングスのストレッチを行い，骨盤の前傾を促す．また特に PHV 周囲では遠位部に余分な力が入りやすいことを多く経験するため，肩や前腕など遠位部の筋の過剰な収縮を起こさずに肩甲骨の運動を促す目的で，側臥位での肩甲骨内転運動（図 8-b）や立位での肩甲骨外転・上方回旋運動（図 8-c）を実施する．

3．復帰期

全身の機能不全の改善後は，疼痛の出現に注意しながら，投球動作の改善をはかる．

1）体幹側屈に対するアプローチ

体幹の過度の側屈は，軸足股関節屈曲の不良が原因となりやすいため，ヒップヒンジを促す（図 8-a）．また投球方向と体重移動の方向の不一致がその要因であることが多いため，ケンケンを行いながら投球動作を行わせ，体重移動と投球方向を一致させる（図 9-a）．

2）体幹の早期回旋に対するアプローチ

体幹の早期回旋の要因は，軸足片脚立ちでの安定性低下がその主要因となる[12]．片脚立位のバランストレーニングを実施し，骨盤回旋をコントロールする（図 9-b）．十分な骨盤・体幹の安定性が得られたら，上肢の運動も加え，シャドウへとつなげる．

3）段階的な復帰とその後のフォローアップ

前述の通り，投球動作の改善に伴い，徐々に投球レベルを上げていく．その際，投球数と距離を同時に上げることがないよう注意する[4]．また疼痛が出現しなくとも，その要因となる機能不全の再燃に注意する．機能不全再燃時には，骨盤帯を含めた体幹・肩甲骨の協調運動不良や投球動作の不良が背景にある場合がある．骨盤・体幹・肩甲骨協調運動や投球動作への介入が重要となる．

文　献

1) 杉浦保夫ほか：骨年令—骨格発育の X 線診断—．pp. 156-169，中外医学社，1972.

2) 坂田　淳ほか：少年野球選手における投球側肘外反弛緩性と内側上顆の形状との関連．日臨スポーツ医会誌，**23**：39-44，2015.

3) 坂田　淳ほか：内側型野球肘症例の初回臨床所見と投球再開時期との関連．日肘会誌，**16**：9-12，2009.

4) 坂田　淳：投球動作の見方と修正．*MB Orthop*，**30**(4)：19-24，2017.

5) 坂田　淳ほか内側型野球肘患者の疼痛出現相における投球フォームの違いと理学所見について．整スポ会誌，**32**：259-266，2012.

6) 坂田　淳ほか：少年野球選手における肘内側障害の危険因子に関する前向き研究．整スポ会誌，**36**：43-51，2016.

7) Davidson PA, et al：Rotator cuff and posterior-superior glenoid labrum injury associated with increased glenohumeral motion：a new site of impingement. *J Shoulder Elbow Surg*, **4**：384-390, 1995.

8) Takagi Y, et al：Increased horizontal shoulder abduction is associated with an increase in shoulder joint load in baseball pitching. *J Shoulder Elbow Surg*, **23**：1757-1762, 2014.

9) Oyama S, et al：Effect of excessive contralateral trunk tilt on pitching biomechanics and performance in high school baseball pitchers. *Am J Sports Med*, **41**：2430-2438, 2013.

10) Davis JT, et al：The Effect of Pitching Biomechanics on the Upper Extremity in Youth and Adolescent Baseball Pitchers. *Ame J Sports Med*, **37**：1484-1491, 2009.

11) Oyama S, et al：Improper trunk rotation sequence is associated with increased maximal shoulder external rotation angle and shoulder joint force in high school baseball pitchers. *Am J Sports Med*, **42**：2089-2094, 2014

12) 坂田　淳ほか：投球時体幹回旋のタイミングに対する下肢バランス機能の重要性．整スポ会誌．**35**：56-62，2015.

特集/実践！上肢投球障害に対するリハビリテーション

Ⅰ．年代・性別から考える投球障害アプローチ

高校生・大学生・社会人野球選手の上肢スポーツ障害に対するリハビリテーション

鈴木　智*

Abstract 野球における上肢スポーツ障害は，筋力・柔軟性低下など身体機能要因と繰り返される投球動作の要因が複雑に絡み合って相互に影響を及ぼしている場合が多い．投球動作はどんなに無駄のない良好な投球フォームであっても肩関節や肘関節に大きなストレスが加わる動作である．疲労やオーバーワークなどにより投球動作に必要となる各関節運動の「僅かな誤差（すなわち機能不全）」が生じるだけで，投球フォームは不良なものとなってしまい，肩関節や肘関節には過剰なストレスを加えることになる．問題なのは，選手自身がこの「僅かな誤差」に気付かないまま，長期間にわたり投球動作を繰り返してしまうことにある．

投球障害肩のリハビリテーションでは，単に局所の関節可動域や筋力検査の結果から投球動作の問題点を絞り込むだけでなく，選手が動作パターンや力学的な観点から障害発生メカニズムを考察し，仮説に基づいた検査・治療から予防的アプローチまでを行うことが重要となる．

Key words 投球障害(throwing disorders)，関節内インピンジメント(internal impingement)，肩峰下インピンジメント(subacrominal impingement)，スローイングプログラム(throwing program)，身体機能(physical function)

成人期野球選手における投球障害肩の治療コンセプト[1]

高校生・大学生・社会人野球選手の投球障害肩では，関節内インピンジメント(internal impingement[2])による腱板損傷やSLAP損傷に代表される関節唇損傷[3]などに代表されるような解剖学的破綻を伴うものから，肩甲上腕関節の可動域制限や腱板[4]・肩甲胸郭関節の機能不全[5,6]，そして体幹や股関節など肩関節以外の機能不全などにより投球時の疼痛や引っかかり感・不安定性をきたす解剖学的破綻を認めないものまで多岐にわたる．しかしながら当院の経験では，解剖学的破綻の有無にかかわらず手術が必要となるような投球障害肩は全体のわずか3～5%程度であり，大部分の症例が理学療法を中心とした保存療法で競技復帰が可能となっている[7]．したがって投球障害肩における治療の基本は，身体機能異常の陰性化と投球動作の再構築を中心とした保存療法である[8,9]．

投球動作における関節内インピンジメントと肩峰下インピンジメント

投球相分類を図1に示す．投球障害肩で疼痛出現の頻度が高いのは，コッキング後期から加速期にかけて肩関節外転・外旋位での水平外転運動の際に生じる「関節内インピンジメント」，フォロースルー期に肩関節内転・内旋位が強制されることにより，上腕骨頭が上方に移動する[10,11]ことにより生じる「肩峰下インピンジメント(subacrominal impingement)」である．

---

* Satoshi SUZUKI，〒 274-0822　千葉県船橋市飯山満町 1-833　船橋整形外科病院理学診療統括部，教育副部長

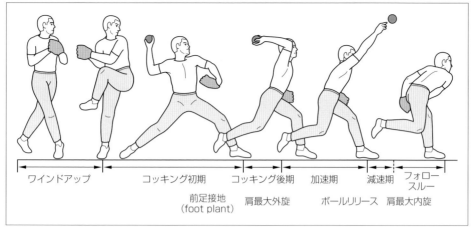

図 1. 投球相（phase）

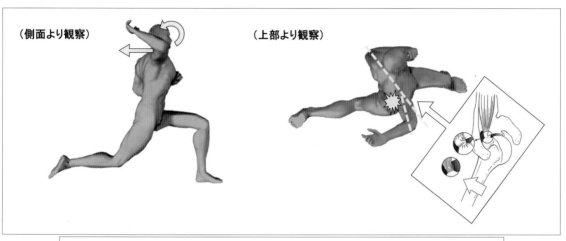

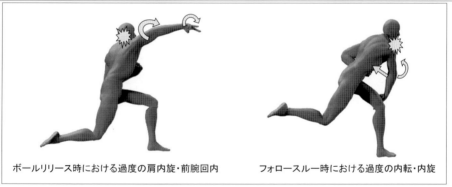

図 2.
a：投球時における関節内インピンジメント
b：投球時における肩峰下インピンジメント

1．関節内インピンジメント（図2-a）[12]

コッキング後期において肩関節外転，最大外旋位の際に大結節と後上方関節窩との間で後上方関節唇および腱板関節面が衝突する病態であり，投球側肩関節の関節内病変（SLAP損傷や腱板関節面断裂など）の要因と考えられている[13]．これらの現象は誰にでも起こる生理的な現象であるが，投球動作では肩関節に加わる圧力が大きいため腱板関節面損傷や関節唇損傷の一因となると思われる．関節内インピンジメントを増長する因子とし

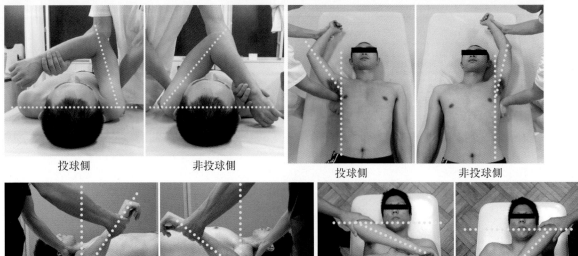

図 3. 投球障害肩でみられる柔軟性低下・関節可動域制限
 a：Horizontal flexion test；HFT
 b：Combined abduction test；CAT
 c：90°外転位(2nd)での内旋可動域制限
 d：90°屈曲位(3rd)での内旋可動域制限

て肩甲帯柔軟性低下や後方関節包の硬化，肩甲上腕関節の不安定性に加え，近年では腱板筋力の不均衡や肩甲骨位置異常の関連も指摘されている[14]．

2．肩峰下インピンジメント(図 2-b)[12]

肩峰と烏口肩峰靱帯により構成される烏口肩峰アーチと，この下を滑走する腱板と肩峰下滑液包床との衝突によって疼痛が生じる病態の総称である．主な病態は肩峰下の炎症(肩峰下滑液包炎・腱板炎など)であり，臨床症状は上肢挙上・外転運動時の疼痛や脱力である．投球動作では，肩関節内旋位での外転運動をとりやすいコッキング初期[15]や上肢挙上位での内旋が必要となる減速期からフォロースルー期において肩峰下インピンジメントを引き起こしやすい．肩峰下インピンジメントを増長する因子として様々な要因が考えられるが，骨・関節の変形など解剖学的破綻を認めない場合には，腱板機能低下や肩甲骨周囲筋の筋力低下，肩甲骨可動性低下や不良姿勢によるアライメント異常などが考えられている[16]．

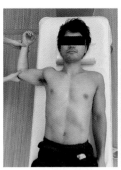

90°外転位　　　120°外転位
図 4. Hyper external rotation test；HERT

機能改善を目的とした
リハビリテーションのポイント

1．肩甲上腕関節・肩甲胸郭関節の可動域制限

投球障害肩を有する選手の多くに内旋可動域(2nd・3rd position)や水平屈曲可動域制限を認める[17)18]．特にCAT(combined abduction test)やHFT(horizontal flexion test)に加えて，Jobeのrelocation testに準じた手技であるHERT(hyper external rotation test)は投球障害肩には極めて有用と考えている(図 3，4)[19]．また，肩甲胸郭関

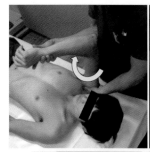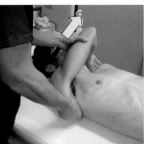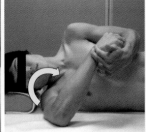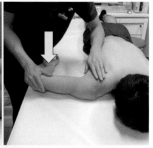
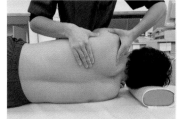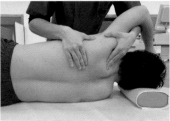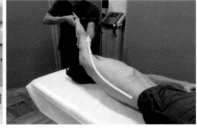

図 5. 肩可動域改善におけるリハビリテーションのポイント

a	b
c	d

a：パートナーストレッチにより上腕骨頭偏位によって肩峰下インピンジメントの疼痛がないことを確認したうえで，肩後方軟部組織のエンドフィールを確認しながら伸張する．

b：代償運動が出現しない，肩関節の疼痛がないことを確認したうえではじめてセルフエクササイズとして指導していく．

c：肩甲骨可動性改善のポイントは上肢が体側にある場合と上肢挙上位で肩甲骨の動きをを十分に確認しながら運動させる．肩甲骨上方回旋の程度が肩甲骨挙上・下制，内転・外転に及ぼす影響を考慮しながら運動させる．

d：自動運動を併用したダイナミックストレッチでは上肢の挙上角度を変化させることで異なる部位を伸張させることが可能となる．

節の可動性については，鎖骨との連動性や上肢挙上角度による変化などについて十分配慮しながら注意深く観察していく．

肩関節の関節可動域制限を見極めるポイントは，肩甲骨と上腕骨頭の相対的な位置関係が重要であり，その可動域制限が肩甲上腕関節に起因するものか，肩甲上腕関節のアライメント異常や肩甲胸郭関節や胸椎可動性など姿勢アライメント異常に起因しているものかを正確に判断しなければならない[20]．

肩関節内旋可動域に制限を有する場合には，肩関節後方組織である三角筋後部線維や棘下筋，小円筋，上腕三頭筋に筋の短縮や伸張性低下を認めるが，持続的な静的ストレッチ，自動運動を併用したダイナミックストレッチ，直接的に筋腹を圧迫するダイレクトストレッチなどを組み合わせることで比較的容易に関節可動性を改善することができる（図5）．

2．腱板機能低下

腱板機能低下は，投球障害肩において多くの選手に認められる代表的な機能低下である．特にコッキング前期から加速期にかけて関節窩から上腕骨頭が逸脱しようとするストレスに対する動的安定化機構としての腱板機能が重要となる[21]．つまり上肢が空間上で動き始めた瞬間から，いかなる関節角度や運動速度であっても上腕骨頭が関節窩に適合している「求心位保持」機能の獲得が最優先となる．

動的安定化機構の再獲得に合わせて，投球動作で必要となる個別的な腱板の働きである，ボールリリース時における肩甲下筋を中心とした内旋筋活動や，フォロースルー時に小円筋・棘下筋・三角筋後部線維で遠心性収縮など，より選択的な腱板機能の向上もしっかりと獲得しなければならない．腱板エクササイズは低負荷高頻度を原則とし，ゆっくりとした運動速度から開始し，可動範囲における十分な求心位保持を確認したうえでリ

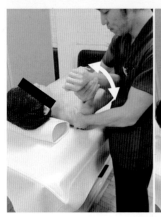
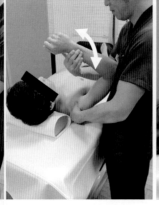
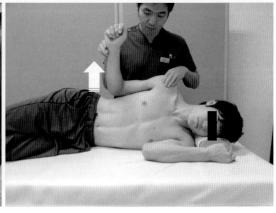

図 6. 腱板機能改善におけるリハビリテーションのポイント

a|b

a：リズミカルな反復運動
上腕骨頭をしっかり触知しながら一定のリズムを保った状態で内旋・外旋運動を反復させる．上肢の角度を変化させながら実施することで，常に「求心位保持機能」が維持できるようトレーニングしていく．

b：肩甲骨能動的固定と外旋運動
自動運動が可能な最大の可動範囲で求心性収縮と遠心性収縮を繰り返すことで，より協調的な腱板機能を獲得していく．肩甲骨の外方回旋や内転の代償が起きないよう十分なモニタリングが必要であり，運動課題としては肩甲骨と上腕骨で「stability on mobility」を十分に達成させることである．この際セラピストは適切に外旋筋が収縮できるよう運動方向をガイドする程度の負荷量としている．

ズミカルな運動速度へと移行していく(図6).

3. 肩甲骨周囲筋の筋力低下

健常な野球選手において，投球側の肩甲骨下制筋力は非投球側より大きいと報告されているが[22)23)]，実際は投球時痛を有する多くの症例において僧帽筋下部線維の筋力低下が認められ，競技復帰時までに改善すべき重要な徴候の1つと考えている．僧帽筋中部・下部線維や菱形筋は投球動作の減速期，前鋸筋はレイトコッキング期において高い遠心性筋活動を認めると報告されている[24)]．これら肩甲骨周囲筋の機能不全は肩甲骨可動性や安定性を低下させ，肩甲上腕関節の水平伸展や水平屈曲などの過剰な運動を誘発し，結果的に肩甲上腕関節の機能障害が惹起される．特に肩甲骨周囲筋の機能改善(図7)は重要であり上肢との連動や，体幹・下肢との複合的な運動連鎖の獲得が重要となる．

4. 体幹・下肢の筋力低下・可動域制限

投球動作において，特に並進運動・回旋運動の根幹を担う股関節屈曲や伸展・内旋・内転動作，体幹における伸展・回旋・側屈動作における筋力低下や可動域制限は，投球動作全体に影響を及ぼし，局所である肩・肘関節への過剰なストレスを惹起する可能性が高くなる[20)]．これら可動域制限の多くは筋力低下や筋の柔軟性低下に起因しており早期からの機能改善が求められる．OKC(open-kinetic-chain：開放性運動連鎖)エクササイズだけでなくCKC(closed-kinetic-chain：閉鎖性運動連鎖)を利用していくことが効果的である(図8).

投球動作の再構築を目標とした
アプローチのポイント

1. 動的アライメントチェック(図9)

各身体機能の改善と並行して，個々に強化した機能を連結・連動させる必要があり，上肢リーチ機能・身体バランスの向上，投球動作をイメージした下肢トレーニングを取り入れながら運動に必要な身体機能の再構築をはかっていく．具体的には，段階的な動的アライメントチェックを実施している．一般的なハーフスクワット動作から確認し，オーバーヘッドスクワット，片脚支持でのスクワットやバランスボールなどを利用した，より協調性を必要とする動作など，負荷量を変化させて実施していくことで動作中から問題点の抽出を行っていく．これらの運動はスピードに変化を加

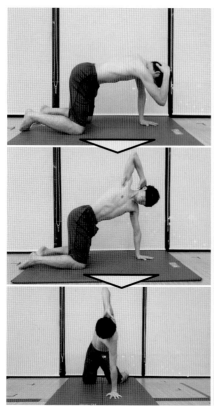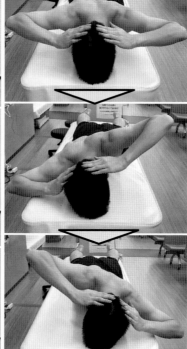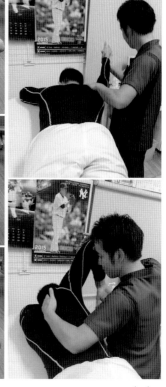

図 7. 肩甲骨周囲筋のエクササイズ
a：肩甲骨・胸郭の可動制拡大を目的とした運動
b：肩甲骨-上肢を固定したまま体幹回旋運動
c：徒手的な誘導を加えた肩甲骨周囲筋エクササイズ

えながら反復することで筋力・協調性エクササイズとしても非常に効果的であると考えている．

2．シャドーピッチングによる投球フォームチェック

投球動作における疼痛出現の有無や投球相などの確認に加えて，適切な投球フォームにあるか，筋出力のタイミングはどうかなど，投球における運動学的特徴などを正確に理解するためにも投球動作の観察（すなわち投球フォームチェック）が必要不可欠である．特に成人野球選手の場合には，選手自身の投球フォームに対する「こだわり」や「想い」を傾聴しながら，選手と一緒に負担の少ない投球フォームを模索してくことが必要となる．

実際のボールを使用した屋外での投球フォームチェックが理想的であるが，医療施設内においてはシャドーピッチングでも非常に有益な情報を得ることが可能となる．シャドーピッチングによる投球フォームチェックを実施する際のポイントは可能な限り全力で実施することが望ましい[25]（図10）．適切なシャドーピッチングを反復練習することで，投球動作のパフォーマンスを向上させるための最も効率的なトレーニング（スキルトレーニング）となる．

3．投球再開および段階的なスローイングプログラム（図11）

当院では患部の疼痛消失・機能異常の陰性化に伴い，可及的早期に独自の段階的基準（スローイングプログラム）を作成し各選手に合わせて具体的な指導を行っている[26]．投球再開後も局所的な疲労やオーバーユースに伴い，順調に回復してきた肩関節を含めた全身の身体機能が一時的に低下を認める場合が少なくない．これらの変化は，運動負荷が増加することで生じる当然の反応であり，本人や指導者には具体的なコンディショニング方法も含めて事前に指導しておくことが望ましい．

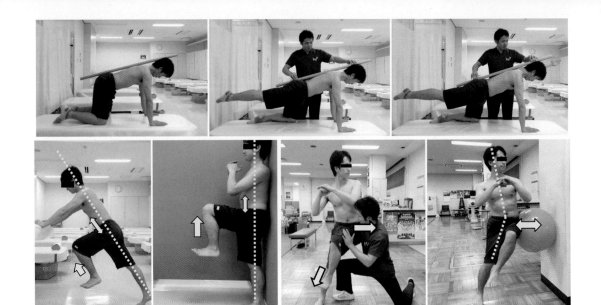

図 8. 体幹および下半身の OKC/CKC エクササイズ

a	
b	c

a：体幹中間位を意識するため後頭隆起-第 7 胸椎棘突起-仙骨後面に支持棒を接触させる．体幹中間位の姿勢で「draw-in」を意識しながら，下肢挙上・上肢挙上など徐々に複雑な運動課題を与えていく．

b：「draw-in」を意識した片脚挙上エクササイズ
腹部安定性の低下を認める場合には股関節屈曲に伴い腰椎前弯増大や骨盤での代償動作が出ないように注意が必要となる．

c：「draw-in」を意識した軸足を中心とした並進運動エクササイズ
体幹の安定性を維持したまま，軸足でしっかりと床面を蹴りながらヒップファーストを意識していく．

スローイングプログラムにおける「具体的な練習参加基準」がクリアできた時点で，ポジション特性を考慮した外野手におけるステップ動作後のスローイング，捕手の座った姿勢からのスローイング，内野手の捕球後素早いスローイングなどを確認していく．投手の場合はブルペン開始後に投内連携などの応用練習へ入ることを勧めている．

競技復帰に向けた より実践的トレーニングのポイント

通常の全体練習への参加が許可された後においても，投球動作により肩関節に負担を強いられることが多く，良好なコンディションを維持していくことが大切である．筋力トレーニングを含めて実践練習を再開にあたり，ウォーミングアップおよびクーリングダウンは十分に時間をかけて行うよう指導をしていく[27]．また，競技復帰に向けたトレーニングとして，いまや高校野球においても当然のようにウェイトトレーニングや負荷量の大きな筋力トレーニングが行われている現状である．特に投球障害肩からの競技復帰を目指す段階においては，肩甲胸郭関節や胸郭の柔軟性が著しく低下する上半身トレーニング種目については積極的な実施を控えるように推奨している．

文 献

1) 菅谷啓之, 鈴木 智：医学的診断・治療に有用なコンディショニング関連情報—上肢. 臨床スポーツ医学 スポーツ損傷予防と競技復帰のためのコンディショニング技術ガイド，pp. 21-27, 文光堂, 2011.
2) Walch G, et al：Impingement of the deep surface of the supraspinatus tendon on the posterosuperior glenoid rim：arthroscopic study. *J Shoulder Elbow Surg*, **1**：238-245, 1992.
3) Snyder SJ, et al：SLAP lesion of the shoulder. *Arthroscopy*, **6**：274-279, 1990.

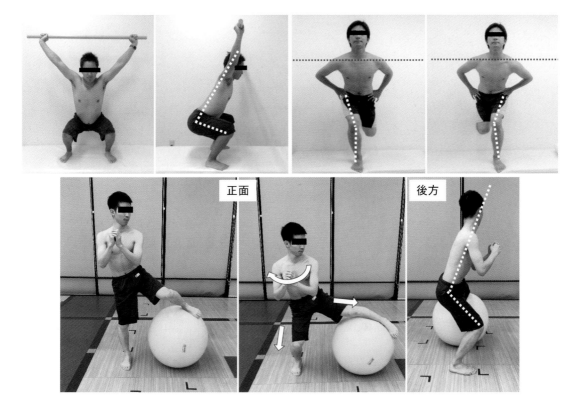

図 9. 動的アライメントチェック

a：オーバーヘッドスクワットテスト
バーやシャフトなどを利用することで，肩関節・肩甲帯・体幹の安定性や左右対称を確認することが可能．

b：片脚スクワットテスト
写真右（ステップ側）では軽度 knee-in, toe-out を認め体幹の左側偏位が確認できる．

c：投球動作をイメージした動的アライメントチェック
ワインドアップ期からコッキング初期をイメージしながら，バランスボールを利用して軸足での支持性と反対側下肢の外転運動という左右非対称運動を協調的に行うことができるかを確認する．

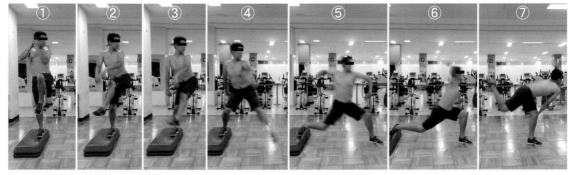

図 10. シャドーピッチング（ステップ脚の踏み込みトレーニング）
ピッチングで必要な力強いステップ脚の踏み込みを獲得するために，低めのステップ台を利用してシャドーピッチングを行う．特に⑤・⑥・⑦におけるステップ脚のプライオメトリクスを意識して実践する．

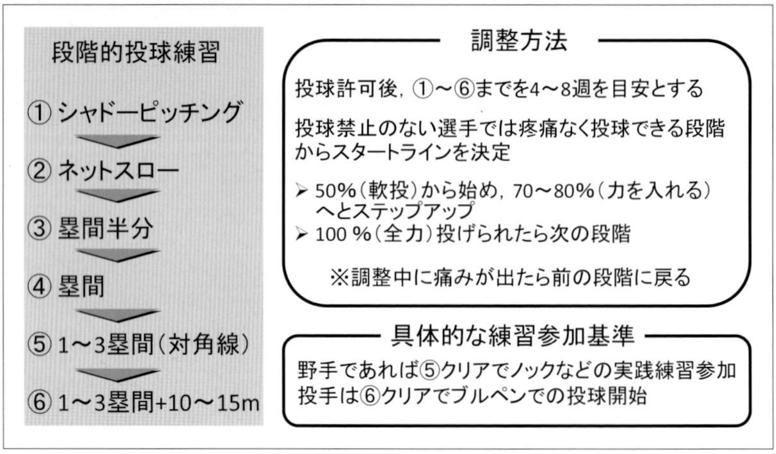

段階的投球練習

① シャドーピッチング
② ネットスロー
③ 塁間半分
④ 塁間
⑤ 1～3塁間(対角線)
⑥ 1～3塁間+10～15m

調整方法

投球許可後，①～⑥までを4～8週を目安とする

投球禁止のない選手では疼痛なく投球できる段階からスタートラインを決定

➢ 50%(軟投)から始め，70～80%(力を入れる)へとステップアップ
➢ 100%(全力)投げられたら次の段階

※調整中に痛みが出たら前の段階に戻る

具体的な練習参加基準

野手であれば⑤クリアでノックなどの実践練習参加
投手は⑥クリアでブルペンでの投球開始

図 11. スローイングプログラム(段階的投球練習の目安)

4) Tyler TF, et al：Quantification of posterior capsule tightness and motion loss in patients with shoulder impingement. *Am J Sports Med*, **28**：668-673, 2000.

5) 筒井廣明ほか：腱板機能不全の分析. 肩関節, **18**：88-94, 1994.

6) Burkhart SS, et al：The disabled throwing shoulder：spectrum of pathology Part Ⅲ：The SICK scapula, scapular dyskinesis, the kinetic chane, and rehabilitation. *Arthroscopy*, **19**：641-661, 2003.

7) 菅谷啓之：トップレベルの野球選手における肩関節の外傷・障害. 臨スポーツ医, **24**：643-652, 2007.

8) 菅谷啓之：投球障害に対する腱板断裂手術. *MB Orthop*, **20**(7)：52-58, 2007.

9) 菅谷啓之：肩スポーツ障害に対する機能診断と鏡視下手術—投球障害を中心に—. 骨・関節・靱帯, **19**：847-856, 2006.

10) 宮西智久：投球動作における肘・肩関節の3次元動力学的研究—投球上肢の運動パターンと障害発生の可能性と関連—. 体力科学, **48**：583-596, 1999.

11) Muraki T, et al：Effect of posteroinferior capsule tightness on contact pressure and area beneath the coracoacromial arch during pitching motion. *Am J Sports Med*, **38**：600-607, 2010.

12) 鈴木 智ほか：投球障害肩肘に対する機能改善アプローチ. 臨スポーツ医, **30**：847-857, 2013.

13) 鈴木 智ほか：肩関節唇損傷と腱板関節面断裂の治療—保存療法による復帰支援—. 臨スポーツ医, **34**：900-906, 2017.

14) 三幡輝久：屍体肩バイオメカニクス研究からみた投球障害肩：インターナルインピンジメントに影響を及ぼす肩関節コンディション. *MB Orthop*,

30(12)：1-6, 2017.

15) 矢内利政：バイオメカニクスから見た肩関節インピンジメント症候群. 臨スポーツ医, **30**：417-426, 2013.

16) 鈴木 智：筋骨格系理学療法の新たな実践(近位部-上肢筋骨格系障害：肩峰下インピンジメント症候群への挑戦. 有馬慶美(編), 新人・若手理学療法士のための最近知見の臨床応用ガイダンス：筋骨格系理学療法, pp.126-134, 文光堂, 2013.

17) 鈴木 智ほか：高校野球選手における投球障害とCAT・HFTの関連性. 第8回肩の運動機能研究会誌, **37**：2011.

18) Takamura T, et al：Abduction, Horizontal flexion, and Internal Rotation in Symptomatic and Asymptomatic Throwing Athletes. 4th International Congress of Shoulder and Elbow therapist, **234**：2013.

19) 高橋憲正：肩関節インピンジメント症候群に対する手術—腱板手術—. 臨スポーツ医, **30**：435-440, 2013.

20) 鈴木 智ほか：野球による肩障害：関節可動域制限に対するアプローチ. 臨スポーツ医, **31**(臨時増刊号)：87-94, 2014.

21) 鈴木 智：投球障害肩および肘に対する理学療法—身体機能改善のポイント—. 菅谷啓之, 能勢康史(編), 新版 野球の医学, pp.97-105, 文光堂, 2017.

22) Wilk KE, et al：Current concepts in the rehabilitation of the overhead throwing athlete. *Am J Sports Med*, **30**：136-152, 2002.

23) Takamura T, et al：Periscapular muscle strength in baseball players. The 1st Asian congress of Shoulder & Elbow Therapist. **111**：2011.

24) 橘内基純ほか：投球動作における肩甲骨周囲筋群

の筋活動特性. スポーツ科学研究, **8**：166-175, 2011.

25) 鈴木　智ほか：投球障害に対するリハビリテーション. 整・災外, **59**：743-756, 2016.

26) 鈴木　智ほか：野球選手のコンディショニングと障害予防：病院における取り組み. 臨スポーツ医, **29**(12)：1215-1223, 2012.

27) 鈴木　智ほか：肩腱板損傷のリハビリテーション. 宮下浩二(編), 上肢急性外傷におけるリハビリテーションとリコンディショニング, pp.123-139, 文光堂, 2011.

好評雑誌 Monthly Book Orthopaedics 増刊号　　好 評

ポイント解説
整形外科診断の基本知識

Vol 30 No 10　2017年10月刊

編集企画／松本守雄
（慶應義塾大学教授）

脊椎・上肢・下肢・骨軟部腫瘍における的確な診断に必要な各疾患の特徴を、この1冊に凝縮。古くも新しい診断法の知識を、エキスパートが漏れなく伝授。ベテラン整形外科医にとっても、「基本知識」の刷新が図れること間違いなしの貴重特集号です！

B5判　294頁　定価（本体価格 5,800円＋税）

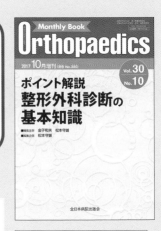

＜とりあげた項目＞

Ⅰ．脊椎脊髄疾患
頚髄症
頚部神経根症
慢性腰痛症
腰椎椎間板ヘルニア・腰部脊柱管狭窄症
脊柱変形
原発性／転移性脊椎腫瘍
脊髄疾患
骨粗鬆症および椎体骨折
化膿性脊椎炎、椎間板炎
脊椎・脊髄損傷

Ⅱ．上肢疾患
小児肘関節周囲骨折
末梢神経障害
リウマチ手指変形
手根骨骨折
肩関節周囲炎・腱板断裂
投球障害

Ⅲ．下肢疾患
発育性股関節形成不全（DDH）
変形性股関節症
特発性大腿骨頭壊死症
関節唇損傷
膝関節半月板損傷
膝関節靱帯損傷
膝蓋大腿関節障害
変形性膝関節症
膝関節overuse症候群
外反母趾
変形性足関節症
足の末梢神経障害
足関節捻挫、足・足関節外傷
距骨骨軟骨損傷

Ⅳ．骨軟部腫瘍
良性骨腫瘍
悪性骨腫瘍
良性軟部腫瘍
悪性軟部腫瘍

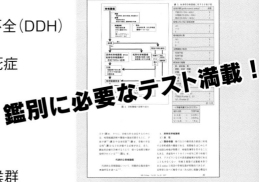

鑑別に必要なテスト満載！

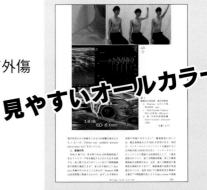

見やすいオールカラー

(株)全日本病院出版会

〒113-0033　東京都文京区本郷 3-16-4
TEL：03-5689-5989　FAX：03-5689-8030
http://www.zenniti.com

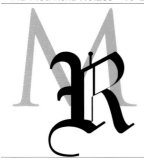

特集／実践！上肢投球障害に対するリハビリテーション

Ⅰ．年代・性別から考える投球障害アプローチ

女子野球選手の上肢スポーツ障害に対するリハビリテーション

平本真知子[*1]　松井知之[*2]
東　善一[*3]　瀬尾和弥[*4]　森原　徹[*5]

Abstract　女子野球の競技人口が増加している．2010年から女子プロ野球が開幕し，2018年のワールドカップでは日本は6連覇を成し遂げた．我々は2013年から女子プロ野球選手に対し，メディカルチェックを行っている．関節可動域については，女子選手は男子選手と比較し下肢の柔軟性で高値を示し，男子選手同様に四肢・体幹可動域において左右差を生じていた．女子プロ野球選手において，単一の関節可動域・下肢筋力と障害の有無では有意な関連を認めなかった．一方，多変量解析を行うことで，女子プロ野球選手を「固くて強い群」・「中間群」・「柔らかくて弱い群」の3群に分類できた．「柔らかくて弱い群」では障害を認めた選手が多く，体幹と股関節における柔軟性は高いが，膝屈曲筋力は弱い特徴を有していた．この結果から女子選手に対しては筋力トレーニングを積極的に行う必要があると考えている．

Key words　女子野球（women's baseball），身体特性（physical characteristics），リハビリテーション（rehabilitation）

はじめに

女子硬式野球は，競技人口が全日本女子野球連盟によると2017年2月現在で約1,811人であり，規模の小さい競技である．しかし，全国高等学校女子硬式野球連盟は2007年には5校であった高校硬式野球部が2018年現在で26校と発表していることから，着実に競技人口は増加している[1]．その要因として，2009年に日本女子プロ野球機構が発足し，2010年に女子プロ野球が開幕したことが挙げられる．2018年にはIBAF女子野球ワールドカップで，女子プロ野球選手の活躍によって日本が6連覇を果たした．世界トップレベルの女子プロ野球を筆頭に，女子野球は盛り上がりをみせている．一方，投球障害を有する選手も存在し，障害予防が急務である．しかしながら，男子選手と比較し，女子選手に関する報告は少ない[2)3)]．我々は2013年から女子プロ野球選手に対し，メディカルチェックを行っている．本稿ではその結果をもとに女子野球選手の身体特性およびリハビリテーションについて述べる．

女子選手の身体特徴

1．疼痛

投球障害に関して，これまで全日本女子硬式野球選手権大会に出場した女子野球選手408名を対

[*1] Machiko HIRAMOTO，〒604-8405　京都府京都市中京区西ノ京車坂町12　丸太町リハビリテーションクリニック
[*2] Tomoyuki MATSUI，同
[*3] Yoshikazu AZUMA，同
[*4] Kazuya SEO，京都府立医科大学附属病院リハビリテーション部
[*5] Toru MORIHARA，丸太町リハビリテーションクリニック，院長

表 1. 関節可動域とポジションとの関係

	投手		野手		ポジション	左右差	交互作用
	投球側	非投球側	投球側	非投球側	F	F	F
肩関節外旋(90°外転位)[°]	137.8± 8.3	122.9± 6.6	132.1± 8.2	122.1± 7.5	3.00	83.8 **	3.30
肩関節内旋(90°外転位)[°]	31.4± 9.4	44.9± 8.4	30.4± 9.4	44.4±11.4	0.09	105.3 **	0.04
頚部回旋 [°]	94.3± 9.1	92.8± 5.5	94.6± 7.7	91.5± 7.3	0.06	4.00	0.46
体幹回旋 [°]	55.7± 8.7	53.3± 9.5	58.4± 9.1	53.9± 7.4	0.53	9.20 **	0.85
股関節外旋 [°]	56.1±10.2	55.5±10.6	57.4± 9.4	54.2± 8.5	0.00	2.00	0.91
股関節内旋 [°]	48.6±11.8	46.8±10.6	48.7±10.7	50.7±10.4	0.45	0.01	2.10
SLR (straight leg raising)[°]	73.0±12.6	75.0±10.7	70.2±10.1	69.5±10.8	1.80	0.43	1.80
HBD (heel buttock distance)[cm]	4.5± 3.1	5.2± 3.7	4.3± 3.0	4.8± 3.5	0.21	3.58	0.39

平均±標準偏差
交互作用は左右差を検者内要因，性別を検者間要因として，2 要因分散分析を用いて計算した．
**は，p<0.01 を表す．

表 2. 関節可動域と年齢との関係

	r		
	女子プロ		一般女性
	経験年数[y]	年齢[y]	年齢[y]
肩関節外旋(90°外転位)[°]			
投球側	0.18	0.21	−0.4
非投球側	0.15	−0.001	−0.33
肩関節内旋(90°外転位)[°]			
投球側	−0.2	−0.08	−0.01
非投球側	−0.08	−0.18	−0.02
頚部回旋 [°]			
投球方向	−0.11	−0.26	−0.32
反対方向	−0.12	−0.09	−0.17
体幹回旋 [°]			
投球方向	0.08	−0.21	−0.27
反対方向	0.19	−0.05	0.01
股関節外旋 [°]			
投球側	0.1	0.01	−0.11
非投球側	0.14	0.005	−0.31
股関節内旋 [°]			
投球側	−0.17	−0.04	−0.13
非投球側	−0.11	−0.13	0.11
SLR(straight leg raising)[°]			
投球側	0.07	0.23	−0.08
非投球側	0.18	0.24	0.3
HBD(heel buttock distance)[cm]			
投球側	0.06	0.05	0.46 *
非投球側	0.1	0.11	0.41

相関係数(r)
*は P<0.05 を表す

象としたアンケート調査[4]が報告されている．結果はポジションにかかわらず，肩痛が肘痛より多い傾向にあった．肩痛は外野手で少ない傾向にあった．

我々が2013〜17 年に行ったメディカルチェックの結果は HERT（肩外旋テスト）陽性20.7%（44/213）であり，外反ストレステスト陽性14.9%（32/215），過伸展テスト陽性12.3%（26/212）であった．これまで高校生野球選手に対し，同様にメディカルチェックを行っている[5]．HERT 陽性15.0%（128/855），外反ストレステスト陽性20.0%（162/808），過伸展テスト陽性10.7%（92/856）であり，女子プロ野球選手は高校生選手に対して肩関節の陽性所見が多い傾向にあった．

2．関節可動域

1）一般女性との比較 [6]

関節可動域の競技特性を明らかにすることを目的に，女子プロ野球選手と年齢を一致させた日常的に運動を行っていない一般女性を対象に関節可動域の測定を行い，比較検討を行ったところ，以下の結果が得られた．

（1）女子選手間での比較ではポジションや年齢，経験年数において，有意な関係は認めなかった（**表1，2**）．

（2）女子選手は一般女性と比較し，上肢・体幹において投球側と非投球側との差が生じていた（**表3**）．

一般女性との比較によって，野球選手の関節可動域は左右差が存在することが明らかになった．

表 3. 女子選手と一般女性との関節可動域比較

	女子プロ		一般女性		属性	左右差	交互作用
	投球側	非投球側	投球側	非投球側	F	F	F
肩関節外旋(90°外転位)[°]	133.8± 8.6	122.4± 7.2	129.7±18.0	129.9±10.0	0.50	19.0 **	20.40 *
肩関節内旋(90°外転位)[°]	30.7± 9.3	44.6±10.5	38.7±11.5	47.1±10.3	4.66 *	97.5 **	6.02 *
頚部回旋 [°]	94.5± 8.1	91.9± 6.8	88.0± 7.6	89.9± 6.2	6.94 *	0.10	4.92 *
体幹回旋 [°]	56.8±12.0	51.9±12.3	56.9± 8.9	58.8± 8.1	1.73	1.30	6.72 *
股関節外旋 [°]	57.0± 9.6	54.6± 9.1	62.1± 9.9	61.4± 8.2	8.09 **	1.50	0.51
股関節内旋 [°]	48.7±11.0	49.5±10.5	43.7± 8.4	41.6± 9.7	6.87 *	0.28	1.70
SLR(straight leg raising)[°]	71.1±10.9	71.2±10.9	54.7± 6.0	54.8± 9.5	42.60 **	0.01	0.00
HBD(heel buttock distance)[cm]	4.3± 3.0	4.8± 3.5	3.2± 4.3	2.9± 4.7	2.70	0.07	2.69

平均±標準偏差
交互作用は左右差を検者内要因，属性を検者間要因として，2 要因分散分析を用いて計算した．
*, **はそれぞれ P＜0.05，0.01 を表す．

表 4. 女子選手と男子選手との関節可動域比較

	女子プロ		男子大学生		性別	左右差	交互作用
	投球側	非投球側	投球側	非投球側	F	F	F
肩関節外旋(90°外転位)[°]	133.8± 8.6	122.4± 7.2	134.7± 9.6	121.4±7.9	0.00	114.5 **	0.59
肩関節内旋(90°外転位)[°]	30.7± 9.3	44.6±10.5	26.0±11.1	45.6±8.8	0.73	188.6 **	5.48 *
頚部回旋 [°]	91.9± 6.8	94.6± 8.1	91.8± 4.6	96.6±5.6	0.44	17.63 **	1.40
体幹回旋 [°]	53.8± 8.0	57.6± 9.0	58.0± 8.2	60.6±7.7	3.73	12.10 **	0.47
股関節外旋 [°]	57.0± 9.6	54.6± 9.1	58.2± 8.6	56.4±7.3	0.59	4.06 *	0.11
股関節内旋 [°]	48.7±11.0	49.5±10.5	35.6± 6.8	37.9±7.6	30.74	2.34	0.46
SLR(straight leg raising)[°]	71.1±10.9	71.2±10.9	58.0± 9.1	61.5±6.9	23.20 **	3.76	3.30
HBD(heel buttock distance)[cm]	4.3± 3.0	4.8± 3.5	6.5± 3.5	7.4±3.3	10.86 **	9.01 **	1.44

平均±標準偏差
交互作用は左右差を検者内要因，性別を検者間要因として，2 要因分散分析を用いて計算した．
*, **はそれぞれ P＜0.05，0.01 を表す．

表 5. 筋力と球速

	女子高校生	女子プロ	男子中学生	男子高校生	男子大学生
年齢 [y]	16.4± 0.9	21.5± 3.2	13.1± 0.7	16.3± 0.7	19.9± 0.9
身長 [cm]	161.1± 4.6	162.3± 5.0	50.7± 4.3	174.4± 5.5	176.1± 3.0
体重 [kg]	57.5± 7.7	59.3± 6.8	163.1± 4.4	67.9± 8.2	72.9± 3.0
下肢筋力					
膝屈曲筋力(60°)[Nm]	66.3±11.2	79.5±15.4	76.0±14.2	108.4±21.7	134.5±15.2
膝伸展筋力(60°)[Nm]	132.0±26.9	157.7±34.8	131.1±18.5	212.8±39.3	237.4±25.4
膝屈曲筋力(300°)[Nm]	48.8± 9.0	63.7±12.5	63.5±10.4	85.4±19.0	98.7±12.1
膝伸展筋力(300°)[Nm]	63.7±15.8	85.1±18.3	77.4± 9.4	112.2±25.0	137.5±10.9
球速 [km/h]	94.8± 6.6	103.0± 5.8	103.3± 5.0	120.2± 7.4	122.3± 8.6

投球動作では，下肢・体幹・上肢が同一方向への回旋を繰り返す．ワインドアップ期では頚部を投球方向へ回旋し，アーリーコッキング期では投球側股関節を外旋し，レイトコッキング期からフォロースルー期では胸腰部を投球方向へ回旋し，非投球側股関節を内旋する．頚部，肩関節，胸腰部に生じた左右差は投球動作が引き起こす競技特性と考えている．

2）男子選手との比較 [7]

関節可動域の性差を明らかにすることを目的に，女子プロ野球選手と男子大学生野球選手を対象に関節可動域の測定を行い，比較検討を行ったところ，以下の結果が得られた．

（1）女子プロ野球選手は男子大学生野球選手と比較し，下肢の柔軟性で高値を示した（表 4）．

（2）女子選手は男子選手同様に四肢・体幹可動

表 6. 類型ごとの被験者特性と身体特性，障害，パフォーマンス

		第1クラスター(A) 固くて強い群 n=8 M±SD	第2クラスター(B) 中間群 n=29 M±SD	第3クラスター(C) 柔らかくて弱い群 n=17 M±SD	F値	多重比較
被験者特性						
年齢		21.8± 2.8	22.2± 2.8	21.4± 2.9	0.50	
経験年数		13.4± 2.6	13.9± 3.8	13.1± 3.9	0.23	
身長		163.8± 5.3	163.5± 5.1	161.9± 5.3	0.58	
体重		63.4± 5.0	60.6± 6.5	58.3± 6.3	1.89	
関節可動域						
肩関節	外旋角度	139.4± 8.0	131.3± 9.1	132.9± 7.5	2.83	
	内旋角度	22.3± 9.9	32.2± 9.3	31.2± 6.9	4.19 *	A<B
	3rd 内旋角度	10.8± 7.8	14.5± 8.8	13.5± 3.9	0.80	
頚部回旋角度	投球方向	94.3± 4.9	94.7± 9.0	93.6± 7.2	0.10	
	反投球方向	92.6± 4.7	90.1± 7.1	94.6± 6.2	2.70	
体幹回旋角度	投球方向	53.6± 5.8	55.2± 8.7	63.4± 7.2	6.91 **	A, B<C
	反投球方向	52.5± 7.3	52.1± 7.9	56.4± 8.0	1.65	
股関節外旋角度	ピボット脚	49.4±10.3	57.0± 6.1	59.8±13.4	3.23 *	A<B, C
	ストライド脚	49.6± 5.3	53.5± 8.0	57.8±11.2	2.57	
股関節内旋角度	ピボット脚	48.5± 6.3	46.1± 7.6	55.5±14.0	4.77 *	B<C
	ストライド脚	49.1± 5.8	47.2± 9.8	55.2±10.7	3.67 *	B<C
股関節外転角度	ピボット脚	44.3± 2.6	45.9± 5.7	57.1± 4.6	30.92 **	A, B<C
	ストライド脚	44.5± 3.5	47.0± 4.9	53.5± 4.2	14.97 **	A, B<C
股関節屈曲角度	ピボット脚	100.1± 8.8	114.6± 5.6	120.9± 6.0	30.03 **	A<B<C
	ストライド脚	100.9±10.5	112.9± 5.8	118.2± 6.9	16.81 **	A<B<C
SLR 角度	ピボット脚	61.3± 7.9	70.3± 8.5	78.4±11.5	9.38 **	A, B<C
	ストライド脚	60.9± 5.6	70.7± 8.8	77.7±11.5	8.91 **	A<B, C
HBD	ピボット脚	7.79± 2.41	4.63± 2.65	1.88± 1.89	17.29 **	A<B<C
	ストライド脚	9.69± 3.97	4.54± 2.70	2.47± 1.86	19.63 **	A<B<C
下肢筋力						
膝伸展等尺性筋力		214.5±29.0	189.0±45.4	191.7±39.5	1.20	
膝屈曲等尺性筋力		105.7±15.6	86.0±16.9	85.3±16.1	5.00 *	B, C<A
障害						
障害率		12.5%(1/8)	51.7%(15/29)	70.6%(12/17)	7.42 *	A<C
パフォーマンス						
投球速度		102.6± 6.3	93.8±20.0	96.4± 5.6	1.03	

* : P<0.05，** : P<0.01

域において左右差を生じていた(表4).

　女子選手は男子選手と比較し，股関節内旋，SLR の項目において有意に大きく，HBD の項目において有意に小さかった．女子選手が男子選手より大きい関節可動域や筋柔軟性を有していること は他競技や運動を行っていない一般健常人でも示されている[8)9)]．このことは野球選手においても，性差として存在することが明らかとなった．

3. 筋　力

　女子プロ野球選手と男子中学生野球選手，女子

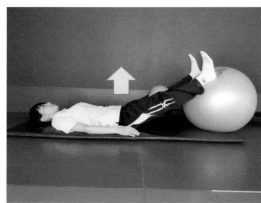
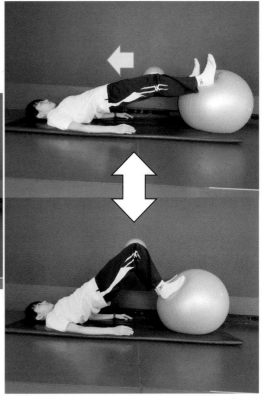

図 1. ハムストリングス

および男子高校生野球選手，男子大学生野球選手を対象に下肢筋力の測定を行い，比較検討を行ったところ，以下の結果が得られた．

(1) 女子プロ野球選手は男子中学生野球選手と同等，男子高校生・大学生野球選手の 8.5 割程度の球速であった(**表 5**)．

(2) 女子プロ野球選手は男子中学生野球選手と同等あるいはそれ以上，男子高校生野球選手の 7 割程度，男子大学生高校生野球選手の 6 割程度の膝屈伸筋力であった(**表 5**)．

4．投球障害選手の身体的特性[10][11]

女子プロ野球選手を対象に投球障害状況の調査，関節可動域と下肢筋力の測定を行い，健常群と所見陽性群の比較検討を行ったところ，以下の結果が得られた．

(1) 単一の関節可動域・下肢筋力と障害の有無では有意な関連をみとめなかった．

(2) 多変量解析で，「固くて強い群」・「中間群」・「柔らかくて弱い群」の 3 群に分類できた(**表 6**)．「柔らかくて弱い群」では障害を認めた選手が多く(12/17 人)，体幹と股関節における柔軟性は高いが，膝屈曲筋力は弱い特徴を有していた．

男子選手では障害を有する選手は柔軟性が低下していると報告されており[12]，男女で障害選手の身体特性に違いがあることが明らかとなった．

5．投球フォーム

1) 女子選手の特徴[13][14]

女子プロ野球投手を対象に，投球フォームと肘関節最大内反トルクとの関連について検討したところ，以下の結果が得られた．

(1) 肘関節最大内反トルクは，フットコンタクト直前における非投球側股関節外旋角度，投球方向への腰椎回旋角度，胸郭の方向，肩関節外転角度，フットコンタクト後から最大肩関節外旋位前における骨盤前傾角度，腰椎屈曲角度，肩関節水平内転角度，肘関節伸展角度，および前腕回内角度との間に相関を認めた．

2) 男子選手との比較[15]

投球動作に関しては，大学女子野球選手を対象に体幹回旋運動について報告されている．大学男子野球選手と比較し，体幹回旋角度や角速度が小さいという結果であった．上肢の振り動作に依存

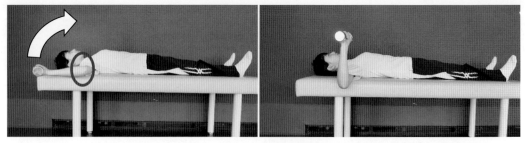

図 2. 肩甲下筋

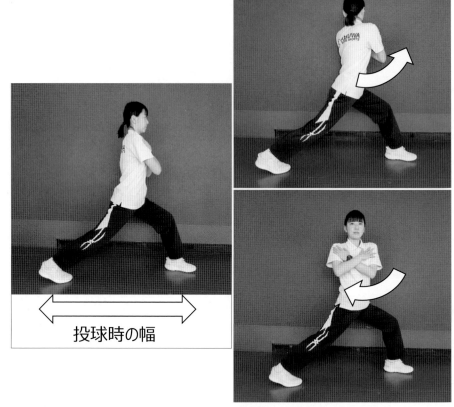

図 3. ランジ肢位での体幹回旋

した投動作であると結論付け,投球障害発生の原因となると警告している.

女子選手へのリハビリテーションアプローチ

1. 筋力トレーニング

障害選手の特徴として,「柔らかくて弱い」群が抽出された.女子選手に対するアプローチとして,筋力トレーニングが重要である.ここでは,我々が臨床現場でよく用いている代表的な上下肢の筋力トレーニングについて紹介する.

1) ハムストリングス(図 1)

背臥位となり,膝でセラボールを挟み,バランスボールの上に踵部を置く.殿部を持ち上げ,膝の屈伸を行う.20 回×3 セット.背筋が過剰に働かないよう,殿筋とハムストリングスの収縮を確認する.

2) 肩甲下筋(図 2)

ダンベルを持ち,肩関節 90°外転・外旋位から 2nd 外旋位へ動かす.10 回×3 セット.Zero position でも行う.骨頭が前方変位しないように注意する.

2. 投球動作改善トレーニング

投球動作では下肢で生み出したエネルギーを可能な範囲で損失なくボールへ伝えるために体幹回旋が重要である．障害予防の観点からも投球動作改善トレーニングとして，体幹回旋練習を取り入れている．

1) ランジ肢位での体幹回旋(図3)

ランジ肢位をとり，体幹を回旋させる．左右とも行う．10回×2セット．

2) フォロースルーリーチ(図4)

ランジ肢位をとり，中指でできるだけ遠くを触るよう股関節・体幹を回旋させる．10回×2セット．

まとめ

(1) 女子プロ野球選手に対するメディカルチェックの結果から，女子野球選手に関する知見を説明した．

(2) 女子選手の関節可動域は男子選手同様に投球側上肢と非投球側上肢とに差が生じていた．障害を有している女子選手の特徴として，「柔軟性は良好も，筋力が弱い」という点が抽出された．

(3) リハビリテーションアプローチとして，下肢はハムストリングス・殿筋，上肢は肩甲下筋の筋力トレーニング，体幹回旋練習を紹介した．

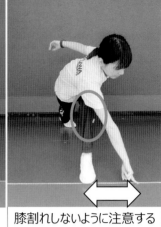

図4．フォロースルーリーチ

文献

1) 本嶋佐恵ほか：女子軟式野球選手の投動作における真下投げの即時的効果．スポーツパフォーマンス研究，6：1-10，2014．

2) 水谷未来ほか：女子プロ野球選手における投球時の手指動作がボール速度およびボール回転数に及ぼす影響．スポーツパフォーマンス研究，9：288-297，2017．

3) Watanabe Y, et al：Relationship between physical fitness at the end of pre-season and the in-season game performance in Japanese female professional baseball players. *J Strength Cond Res*, 2017.(Epub ahead of print)

Summary 女子プロ野球選手のシーズン成績と身体機能を検討している．下肢の筋パワーの重要性が示された．

4) 米川正悟ほか：女子硬式野球選手の肩・肘投球障害の検討―アンケート調査を用いて―．日整外スポーツ医会誌，32(1)：70-73，2012．

Summary 女子硬式野球選手の投球障害に関するアンケート調査による疫学報告である．

5) 森原徹ほか：京都府高等学校野球選手における肩肘痛と肩肘ストレステストの関連性．肩関節，41(2)：369-371，2017．

6) 平本真知子ほか：女子プロ野球選手の関節可動域特性．臨スポーツ医，22(3)：545-551，2014．

7) Hiramoto M, et al：Characteristics of Range of Motion among Women Pro Baseball Players：A Comparison with University Men. *Advances in Physical Education*, 7：418-424, 2017.

8) 岡部とし子ほか：各年代における健康人の関節可動域について―性別による変化―．総合リハ，8(1)：41-56，1980．

9) 高橋佐江子ほか：国内トップレベル陸上競技疾走系種目選手の筋タイトネスの特徴．臨スポーツ医，20(1)：41-48，2012．

10) 平本真知子ほか：女子プロ野球選手における関節可動域と肘関節障害の関係．日肘会誌，24(2)：224-227，2017．

11) 平本真知子ほか：女子プロ野球選手の身体機能とパフォーマンス及びスポーツ障害との関係．京都滋賀体育学研究，32：3-14，2016．

12) Shanley, E et al：Shoulder range of motion measures as risk factors for shoulder and elbow injuries in high school softball and baseball players. *Am J Sports Med*, 39(9)：1997-2006, 2011.

13) 東善一ほか：女子プロ野球選手における投球

フォームと肘関節最大内反トルクとの関連. 日肘会誌, **23**(2)：5-8, 2016.

14) Yoshikazu A, et al：Correlation Between Throwing Motion and Maximum Elbow Varus Torque in Female Professional Baseball Pitchers. 34th International conference on biomechanics in sports, 490-493, 2016.

15) 伊藤博一ほか：女子野球選手の投動作における体幹回旋運動の特徴—体幹回旋運動と上肢投球障害—. 臨スポーツ医, **12**(3)：469-477, 2004.
Summary 大学女子野球選手における投球動作中の体幹回旋運動を大学男子野球選手と比較した論文である. ビデオ解析であるが, 体幹回旋の重要性を明らかにした.

特集／実践！上肢投球障害に対するリハビリテーション

Ⅱ．身体機能から考える投球障害アプローチ

全身から患部へのアプローチ

松井知之*

Abstract 投球障害選手の障害部位として，肩関節や肘関節が多い．しかし，投球動作における障害部位へのメカニカルストレスは，下肢・体幹における不良なコンディションや姿勢異常，不良な投球フォームによって惹起されていることが多い．
投球障害選手の治療には，患部である肩関節や肘関節に影響を及ぼす，主たる原因を全身から考慮する必要がある．しかし関節や筋機能異常の評価を個々単一レベルで行うと，膨大な時間を要する．そこで，全身から患部への影響をスクリーニング可能な全身即時調整法(IBC)の概要を紹介し，科学的根拠および臨床での実践例を述べる．なお，投球障害選手への治療の流れとして，「疼痛期」，「投球準備期」，「競技復帰期」と3段階に分類し(図1)，本稿では「疼痛期」を中心に，治療プランの立案，早期疼痛改善法について解説する．

Key words 投球障害(throwing injury)，運動連鎖(kinetic chain)，姿勢(posture)

はじめに

投球障害選手の評価では，全身をチェックする必要がある．その理由として，投球動作は全身運動であることが挙げられる．投球動作時に肩関節最大外旋角度は145.5°であり，その内訳として，肩甲上腕関節：105.3±16.0°，肩甲胸郭関節：24.3±15.0°，胸椎：9.1±7.2°と報告されている[1]．また下肢・体幹のいずれかに柔軟性低下や筋力低下，支持性低下を認めると，不良な投球動作となり，肩，肘関節へのストレスが増大する[2)3)]．

しかし肩関節運動における下肢・体幹からの影響については，投球動作だけではなく，立位での挙上や外転，外旋運動においても影響を受ける．立位姿勢における良姿勢では，肩関節挙上時に肩甲骨は内転・後傾するが，不良姿勢では，肩甲骨が外転・前傾し運動制限をきたす(図2)．この状態でオーバーヘッドスポーツを継続すると，肩関節や肘関節に過負荷が生じる恐れがある．そのた

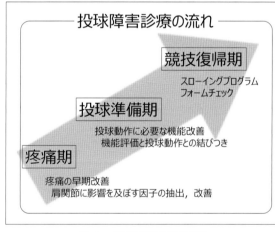

図1．投球障害診療の流れ

め，全身のコンディショニングを良好に保つことが，投球障害の予防に重要である．

我々は，投球障害選手への治療の流れ(図1)として，「疼痛期」「投球準備期」「競技復帰期」と3段階に分類している．「疼痛期」では，初診から2～3回目までの時期で，責任病巣，症状を惹起してい

---

* Tomoyuki MATSUI，〒604-8405 京都府京都市中京区西ノ京車坂町12　丸太町リハビリテーションクリニック

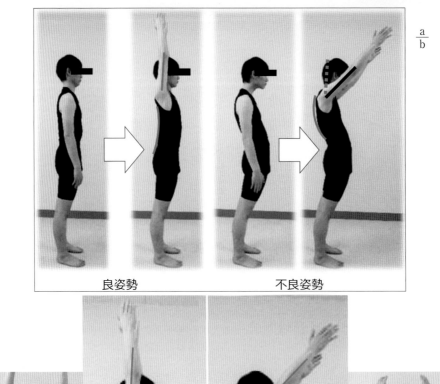

良姿勢　　　　　　　　　不良姿勢

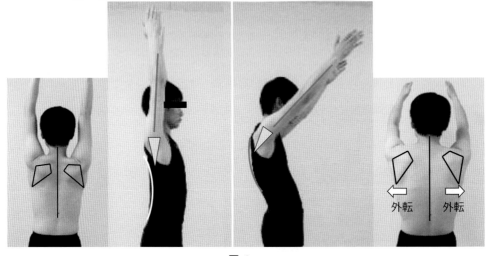

図 2.
a：姿勢が肩関節に及ぼす影響
b：不良姿勢と肩甲骨との関係

る原因を抽出する．疼痛を惹起する原因に対して，柔軟性や筋力の改善を行い，早期に疼痛を消失させる．「投球準備期」では，投球動作に必要な柔軟性や筋力を片足立ち，フォワードランジなど複合的動作を用いて習得する．「競技復帰期」では，投球復帰プロトコール（1週～2か月復帰プロトコール）を作成し，肩肘関節への漸増的な負荷量の設定およびフォームチェックを行っている．本稿では，「疼痛期」における評価を中心に述べ，治療プランの立案，早期疼痛改善法について解説する．

全身から肩関節への影響を探る

投球障害選手では，肩関節過外旋テスト（hyper external rotation test；HERT）が陽性となり，肩関節外転位での外旋角度（2nd 外旋）制限が生じる．2nd 外旋角度の改善は重要であるが，前述の通り，全身からの影響があるため，肩関節周囲へのアプローチを行う前に，股関節・体幹からの影響を除外する必要がある．

我々は，全身から肩関節へ影響を引き起こす要因をスクリーニングする方法として，全身即時調整法（immediate body conditioning；IBC）を開発

表 1. IBC の実際

① 頸部弛緩
　頸部を投球側(キャッチャー)および反対側へ回旋し，胸鎖乳突筋，僧帽筋上部，肩甲挙筋などの影響を評価する．
② 胸椎強制伸展
　直径 15～20 cm 程度の柔らかいゴムボールを背部に入れ，胸椎を強制的に伸展させる．
③ 膝立て
　膝関節，股関節を屈曲させ，骨盤を中間位に誘導する．
④ 背筋群弛緩
　腹筋群の最大収縮を 20 秒程度行わせ，相反抑制を用いて背筋群を弛緩させる．
⑤ 腹筋群弛緩
　徒手的に腹筋群を圧迫ストレッチし，弛緩させる．徒手的に難しい場合は，臍部下方から上方にかけてゴムボールを入れ，深呼吸を各 10 回程度行う．
⑥ 腹横筋賦活
　腹部凹まし動作(ドローイン)を 10 回行わせ，腹横筋を収縮させる．この際，可能な限り腹直筋などの収縮を抑制し，腹横筋の選択的収縮を行わせる．また四つ這い，膝立座位など，腹横筋が収縮しやすい肢位を選択する．
⑦ 後鋸筋賦活
　端座位で骨盤の代償が生じないように足を組み，同側上方へ体幹を回旋させ，後鋸筋を賦活させる．

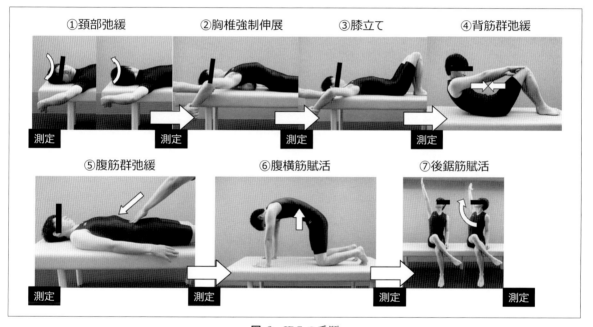

図 3. IBC の手順

し，臨床場面で使用している．IBC のコンセプトは，筋緊張調整し，姿勢異常を改善することである．立位不良姿勢における上肢運動制限については，図 2 の通りであるが，背臥位や坐位においても全身からの影響を受けるため，その要因をスクリーニングする必要がある[4]．

IBC の実際と効果

IBC は，頸部，体幹(腹筋群，背筋群)，股関節の筋緊張を調整する 6 項目から構成されている(表 1)．図 3 の ①～⑤ においては関節のアライメントや相反神経を用いて筋緊張を調整する．図 3 ⑥，⑦ に関しては，筋収縮を行い，筋を賦活させる．各項目 20～30 秒程度行い，即時効果を評価する．以下，IBC の有用性データを示す．

1．健常選手への有用性(図 4)

肩・肘関節に疼痛を有しない健常高校生投手 33 例を対象とし，IBC の効果を検討した．

検証手順として，被検者を背臥位とし，2nd 外旋角度を測定した．その後 IBC を実施し，項目毎

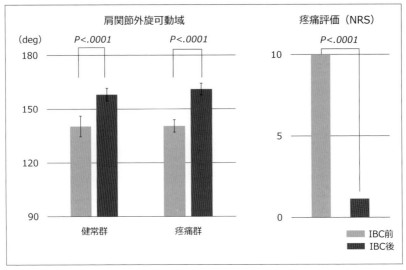

図 4. IBC 前後の肩関節外旋可動域および疼痛比較

に角度を再度測定した.

その結果,IBC 前の肩関節外旋角度は 140.3±5.75°,IBC 後 158.1±7.1°と有意に拡大した(p<0.0001).

2. 投球障害選手への調査

健常選手において,IBC を行うことで,全身のコンディショニング調整が可能となり,2nd 外旋角度は有意に増大した.次に,疼痛を有する障害選手への効果について検討した.

整形外科医師の診察で,HERT 陽性であった高校生投手 55 例を対象とした.手順は,健常選手と同様とした.また IBC 前の疼痛を 10 とした際,IBC 終了後の疼痛変化についても調査した.

IBC 前の肩関節外旋角度は 140.5±3.4°,IBC 後 161.1±6.5°と有意に拡大した(p<.0001).IBC 前の疼痛を 10 とした疼痛評価では,IBC 後 1.44 まで軽減した(図 4).

IBC 効果の考察

肩関節 2nd 外旋角度において,IBC を用いた体幹,股関節への調整で,健常選手,障害選手とも約 20°程度拡大した.肩関節への直接的なアプローチを行う前に,まずは全身からの影響を考慮し,体幹,股関節へアプローチする必要が示唆された.胸椎屈曲肢位では,肩関節可動域および肩甲骨異常運動を惹起し,可動域制限や筋力低下をきたすとされている[5)6)].そのため,健常選手においても,障害予防の観点から全身のコンディショニングが重要といえる.

障害選手では,2nd 外旋角度は健常選手同様有意に改善した.疼痛評価においても,IBC 後多くの投球障害肩選手に対し,即時に疼痛を軽減(NRS 10→1.44)させることが可能であった(図 4).

IBC の臨床応用

我々は,初診時に IBC を行い,即時疼痛消失および関節可動域の改善,治療方針の立案を行っている(図 5).スポーツ選手においては,一刻も早いスポーツ現場への復帰が必要なため,選手の問題点を瞬時に明らかにし,適切な治療プログラムの提供が必要である.しかし,全身から患部への影響を 1 つひとつ細かに探索すると,真の問題点を抽出するだけで,膨大な時間を要してしまう.そこで IBC を行い,10 分程度の評価で選手の問題点を絞り込み,疼痛改善,関節可動域の拡大をはかっている.

評価項目のいずれかにおいて,所見が消失あるいは著明な減弱を認めた場合,その項目を主たる原因と推察し,それに対応した治療エクササイズを提供する(図 6).前述した IBC の有用性結果の通り,多くの選手において改善を認めるため,保存療法の適応とし,リハビリテーションを進める.

IBC を実施しても改善しない場合には,炎症性による疼痛(疼痛発症後 2 週間以内)あるいは患部

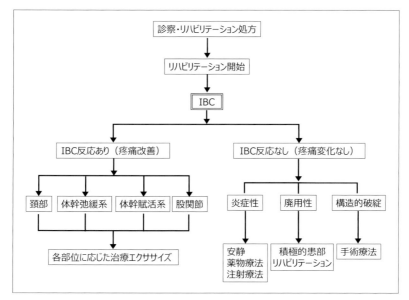

図 5. 治療プランの立案

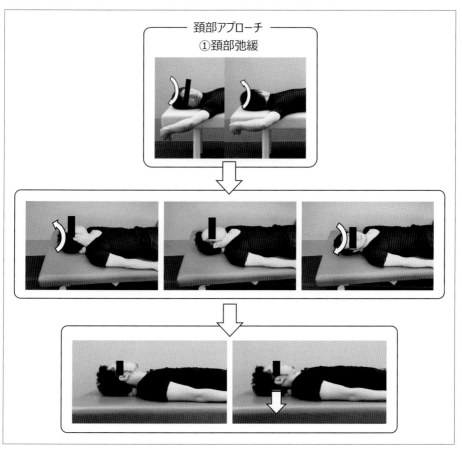

図 6. IBC 各項目に応じたトレーニング
a：頸部

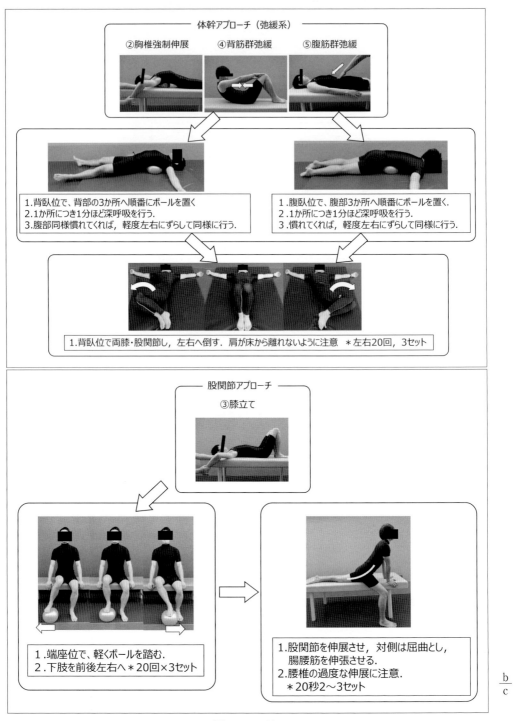

図 6. つづき
b：体幹　　c：股関節

の廃用性や構造的破綻を疑う．炎症性と判断した場合には，1～2 週間安静指示，または必要に応じて抗炎症処置を行う．患部の著明な拘縮や筋力低下を認める場合には，全身からの影響を考慮しつつも，積極的に患部へのアプローチを実施する．

構造的破綻を疑う場合には，保存療法に抵抗する可能性が高いため，画像検査など精査を進め，早い段階で手術療法を行う必要がある．

以上のように，全身から患部の影響を考え，治療方針を早期に決定し，早期競技復帰を行っている．

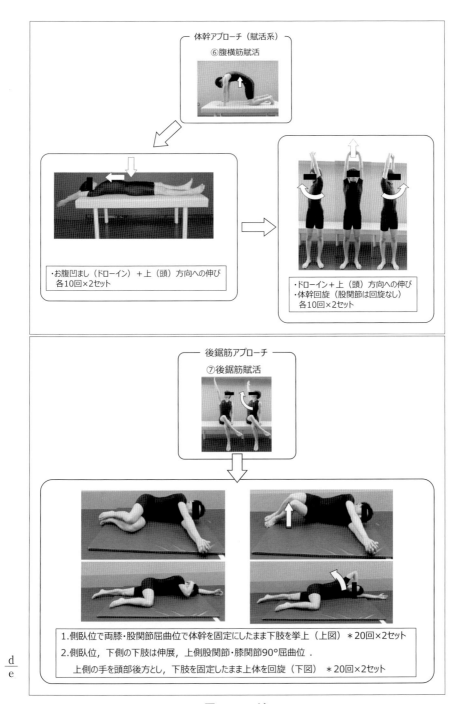

図 6. つづき
d：腹横筋　　e：後鋸筋

まとめ

投球障害選手において疼痛を惹起している主たる問題点は，患部だけではなく，全身から探る必要がある．その主たる問題点を早期に抽出するIBCの有用性とその実際について述べた．IBCを用いることで，早期に疼痛や関節可動域を改善することが可能であり，リハビリテーションの治療方針やプログラムの立案に有用な方法である．

文　献

1) 宮下浩二ほか：投球動作の加速期における肩甲上腕関節外旋運動と肩甲骨後傾運動の分析．臨バイオメカニクス，**30**：395-400, 2009.

Summary 投球動作中の最大外旋角度を肩関節，肩甲骨，胸郭に分類し解析した論文.

2) Aragon VJ, et al：Trunk-rotation flexibility in collegiate softball players with or without a history of shoulder or elbow injury. *J Athl Train*, **47**：507-513, 2012.

3) Aguinaldo AL, et al：Correlation of throwing mechanics with elbow valgus load in adult baseball pitchers. *Am J Sports Med*, **37**：2043-2048, 2009.

4) 松井知之ほか：投球障害肩の病因を探索するスク

リーニング検査の試み. 肩関節, **38**：1004-1007, 2014.

Summary 投球障害肩の病因を全身から検索する方法を紹介した論文.

5) Kebaetse M, et al：Thoracic position effect on shoulder range of motion, strength, and three-dimensional scapular kinematics. *Arch Phys Med Rehabil*, **80**(8)：945-950, 1999.

6) Finley MA, Lee RY：Effect of sitting posture on 3-dimensional scapular kinematics measured by skin-mounted electromagnetic tracking sensors. *Arch Phys Med Rehabil*, **84**(4)：563-568, 2003.

特集／実践！上肢投球障害に対するリハビリテーション

Ⅱ．身体機能から考える投球障害アプローチ

肩・肩甲帯からみた上肢投球障害

高橋晋平[*1]　村木孝行[*2]

Abstract　上肢に生じる投球障害は，メカニカルストレスの繰り返しによるオーバーユースが影響している．オーバーユースは局所の軟部組織の損傷を引き起こすだけではなく，肩・肩甲帯の機能低下も引き起こす．そのため，投球障害の増強因子を軽減すること，問題となる機能障害を改善させる必要がある．また，障害予防や競技復帰には負荷量の設定など環境設定も重要である．

Key words　肩関節(shoulder)，肩甲上腕関節(glenohumeral joint)，肩甲骨(scapula)，投球障害(throwing disorder)

はじめに

上肢に生じる投球障害は，外傷ではなくメカニカルストレスの繰り返しによるオーバーユースが影響することが多い．投球によるオーバーユースは軟部組織の損傷を引き起こすだけでなく，肩・肩甲帯を中心とした機能低下も引き起こし，さらにメカニカルストレスを助長させる要因ともなる．よって，投球障害に対する理学療法は，問題となる機能障害を改善し，さらに投球動作中のメカニカルストレスを軽減させることが重要である．本稿では，上肢投球障害の特徴と増悪因子を整理し，肩・肩甲帯機能との関係を解説する．また，その病態に対する臨床での評価と治療方略について述べる．

上肢投球障害の病態

1．上方関節唇損傷(SLAP損傷)

投球による関節唇損傷では上方の損傷が多くみられる．肩甲上腕関節の過剰な水平外転や外旋時に上腕骨頭と関節窩の間で関節唇が挟まれるインターナルインピンジメントが原因の1つとされている．また，肩関節外旋によって上腕二頭筋腱が捻れるpeel-backメカニズム[1]，フォロースルー時の上腕二頭筋長頭腱の牽引[2]が他の原因として考えられている．

2．肩峰下滑液包炎・腱板炎・上腕二頭筋長頭腱炎

肩峰下滑液包炎や腱板炎では肩関節外転時に肩峰から上腕骨頭外側付近に痛みが生じる．上腕二頭筋長頭腱炎では投球動作後半での肩関節前方の痛みが生じやすい．これらは肩峰下インピンジメントが原因と考えられる．

3．腱板関節面断裂

関節内のインピンジメントによって，腱板関節面の断裂が生じると考えられている．肩関節外転・外旋位で生じる後上方インピンジメントでは棘上筋腱や棘下筋腱の関節面が損傷しやすい．

4．上腕骨近位骨端線離開(リトルリーガーズショルダー)

投球時の上腕骨頭近位部の痛みや圧痛がみられる．学童期の骨端線が閉鎖していない状態で，上

[*1] Shinpei TAKAHASHI, 〒980-8574　宮城県仙台市青葉区星陵町1-1　東北大学病院リハビリテーション部
[*2] Takayuki MURAKI, 同

腕骨に回旋ストレス，牽引ストレスが加わると生じるとされている．投球動作時の肩甲上腕関節の過剰な外旋ストレスが原因となる．

5．Bennett 骨棘

肩甲骨関節窩の後下方にできる骨棘のことであり，投球時に肩関節後方に痛みが生じる．上腕三頭筋長頭腱や関節包の後方が牽引され，その損傷によって形成される．

6．野球肘(内側障害)

野球肘と呼ばれるもののうち，肘関節内側の障害には，上腕骨内側上顆障害や内側側副靱帯損傷，回内屈筋群損傷などが含まれる．投球中の肘関節に対する外反ストレスにより生じるとされている．また，ボールをリリースする際に手関節掌屈，前腕回内がみられるため，指・手関節屈筋や回内筋の付着部である上腕骨内側上顆への牽引ストレスが原因となる．

7．野球肘(外側障害)

肘関節外側の主な障害は離断性骨軟骨炎である．離断性骨軟骨炎は主に上腕骨小頭に生じ，10代前半に発症する．この疾患はスポーツ活動とは関係なく発症するが，投球中の肘関節に対する外反ストレスは，上腕骨小頭に圧縮力が加わるため，増強因子となり得る可能性がある．

8．胸郭出口症候群

腕神経叢や尺骨神経領域の投球中の痛みや圧痛がみられたり，握力低下やピリピリと痺れを訴える感覚障害がみられる．鎖骨の下制，後退によって肋鎖間隙が狭小化することが原因となる．また，斜角筋と小胸筋の過緊張やタイトネスにより斜角筋間隙，小胸筋下間隙で絞扼される場合もある．

肩・肩甲帯機能から考えられる
投球障害の増強因子

投球動作はワインドアップ期，コッキング前期，コッキング後期，加速期，減速期，フォロースルー期に分けられる[3]．その相ごとに関係する投球障害に対し，肩・肩甲帯機能から考えられる増強因子をまとめる．

1．ワインドアップ〜コッキング前期

この相では肩関節を外転していき，水平外転位が最大になる．外転時に肩甲上腕関節の求心位を保てていないと，肩峰下インピンジメントを生じると滑液包炎や腱板炎を引き起こす可能性がある．肩甲上腕関節の求心位を保つためには，肩関節周囲筋が協調して活動する必要がある．三角筋，上腕二頭筋短頭，烏口腕筋，上腕三頭筋長頭は上腕骨頭の上方変位を引き起こしやすい[4]．それに拮抗し，上腕骨頭を下方へ変位させる棘下筋，小円筋，肩甲下筋の作用が低下すると求心位が乱れる[5]．

また，肩関節外転時に前腕回外・肩関節外旋していると，肩関節にかかる内旋トルクや肘関節にかかる外反ストレスが大きくなり，障害につながりやすくなる[6]．したがって，肩関節内旋位で外転する機能が必要となる．この機能評価には肩関節内旋位で外転筋力を徒手的に測定する empty can test を用いる．筋力低下している場合は棘上筋，棘下筋，僧帽筋上部線維の筋力低下が考えられる(図1)．

2．コッキング後期〜加速期

この相は，挙上した上肢が肩関節水平内転を伴いながら最大外旋し，ボールをリリースするまでである．この相では肩関節水平内転が行われる際に肩甲上腕関節の水平外転や外旋が相対的に大きくなることによって後上方インピンジメントが生じ，SLAP損傷や腱板関節面断裂の発生機序・増強因子となる．後上方インピンジメントを回避するためには，肩甲下筋の機能が重要である．肩甲下筋の張力が低下すると過剰な水平外転が生じ，関節内の接触圧が増加する[7]．

また，肩甲上腕関節の過剰な外旋がみられると，peel-back メカニズムによって SLAP 損傷を引き起こす．さらに，肩甲上腕関節の過外旋は骨化前の上腕骨近位骨端線に外旋ストレスが加わり，上腕骨近位骨端線離開の原因となる．

肩甲骨運動に関しては，肩関節外転位外旋・水平外転時に生じる肩甲骨の内転・後傾が減少する

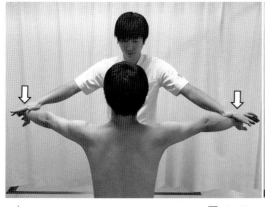
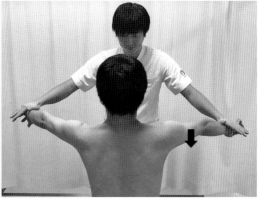

図 1. Empty can test
a：肩関節内旋位で 90°まで挙上させ，抵抗をかけて（白矢印）筋力を評価する．
b：棘上筋，棘下筋，僧帽筋上部線維の筋力が低下していると抵抗に負ける（黒矢印）．

ことで肩甲上腕関節が過水平外転や過外旋となり，後上方インピンジメントが生じやすくなる．一方，肩甲骨の過剰な内転・後傾は鎖骨の下制・後退を引き起こし，胸郭出口症候群の原因となる肋鎖間隙の狭小化を招く（図2）．

肘関節の外反ストレスは，肩関節最大外旋位で最大になり，この外反ストレスが増大すればするほど肘関節の障害が発生しやすくなる．肘関節内側においては骨化前だと内側上顆の骨化障害が，骨化後では内側側副靱帯が損傷されやすくなる．肘関節外側では上腕骨小頭の離断性骨軟骨炎の増悪につながる．

3．減速期～フォロースルー期

この相では，ボールのリリースから肩関節水平内転を伴い最大内旋し，フォロースルーにつながる．主として肩甲上腕関節の水平内転と内旋運動が過剰に生じることが問題となる．この相でも肩峰下インピンジメントが生じやすく，腱板炎や肩峰下滑液包炎，上腕二頭筋長頭腱炎が起きることがある．野球選手の肩関節後方のタイトネスについて多くの報告がされているが，後下方関節包の拘縮がフォロースルーで行われる肩関節運動時に肩峰下接触圧を高めることが報告されている[8]．また，最大外旋位から内旋位となるため，上腕二頭筋長頭の牽引ストレスが加わり，SLAP 損傷の原因となる．同じく，関節の後方では上腕三頭筋長頭腱や後方関節包が牽引され，Bennett 骨棘の形成の原因となる．

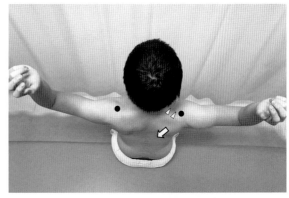

図 2. 肩甲骨の過剰な内転・後傾
肩甲骨の過剰な内転・後傾（白矢印）は鎖骨の下制・後退を引き起こし，肋鎖間隙の狭小化を招く（白矢頭）．黒丸は肩鎖関節．

投球障害に対する運動療法について

1．ワインドアップ～コッキング前期

肩峰下インピンジメントによる痛みが生じている場合は，腱板筋群の機能を高める目的で肩甲上腕関節挙上 0～40°の肢位で外旋・内旋運動から進める．特に肩甲下筋の機能は重要であり，大胸筋や大円筋，広背筋や上腕二頭筋の過剰収縮を抑えながら肩甲下筋を賦活していく（図3）．また，empty can test で棘上筋，僧帽筋上部の筋力低下がみられた場合，肩甲骨の上方回旋を維持した状態で保持できるよう肩・肩甲帯機能の向上をはかる．

2．コッキング後期～加速期

肩甲上腕関節の過剰な水平外転・外旋を避けるためには，肩甲下筋機能の向上に加え，肩甲骨の

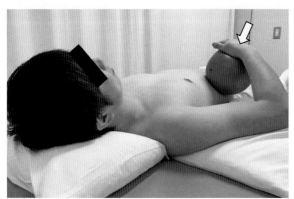

図 3. 肩甲下筋の筋力強化
腹部に置いたボールを押すようにして内旋させる（白矢印）．大胸筋や大円筋，広背筋や上腕二頭筋の過剰収縮を抑えながら肩甲下筋を賦活する．

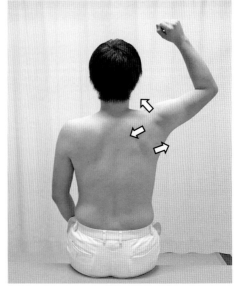

図 4. 加速期の肩甲骨機能
肩甲骨前傾・下制位にならないよう，矢印の方向に肩甲骨を保持しながら外旋する．

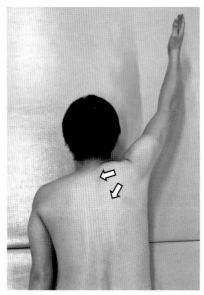

図 5. 腹臥位での肩甲骨内転・後傾運動
肩関節外旋位・肘関節伸展位を保ちながら肩甲骨の内転・後傾運動を行う（白矢印）．肩甲上腕関節の水平外転が起こらないように注意する．

内転・後傾運動を行い，肩甲上腕関節の水平外転・外旋を相対的に軽減させる必要がある．その1つとして，肩甲骨上方回旋位，内転・後傾位を保持した中で外旋運動を行う．腹臥位から始め，座位，立位でも肩甲骨を保持しながら行えるようにする（図4）．この外旋運動時に肩甲骨が下方回旋や下制，肘を下げるような代償運動がみられる場合がある．これは肩関節外転不足（肘下がり）につながり，肘関節の外反ストレスを増強させるので，修正すべきである[9]．

加速期に肩甲骨が下方回旋や前傾すると肩甲上腕関節の過剰な挙上や外旋を引き起こしてしまうため，このような場合には腹臥位で僧帽筋の筋力強化を行う．肩関節外転120°程度で肩甲骨上方回旋位を維持しながら内転・後傾運動を行う．このとき，肩甲骨内転・後傾運動を引き出したいが，三角筋後部線維で過剰に水平外転を行う症例が多いため，肘を上げるのではなく肩甲骨を内転させることを意識させる（図5）．

3．減速期～フォロースルー期

後方関節包が硬いと肩峰下接触圧が高くなるが，関節包の硬さか筋機能が問題となっているかを確認して進める必要がある．肩甲骨面挙上30°位で内旋制限がみられる場合，後方関節包の硬さが影響している可能性がある．しかし，外転90°位のみで内旋制限がみられる場合は腱板筋機能を中心とした筋機能の問題が考えられる．

肩甲上腕関節の過剰な水平内転・内旋を軽減させるには，肩甲骨の外転と上方回旋運動が必要である．胸郭の回旋と合わせて，肩甲骨の前方突出ができるかを確認する．このとき，上方回旋位を維持するために前鋸筋下部線維の活動が必要である（図6）．

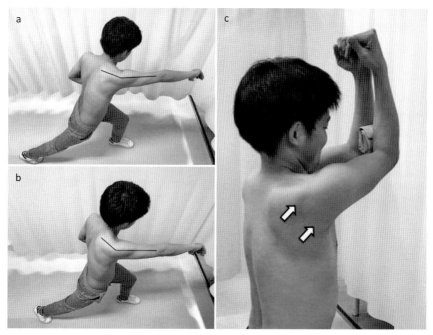

図 6. 前鋸筋の筋力評価
a：肩甲骨前方突出が増大すると，黒線のように肩甲上腕関節の水平内転・内旋が減少する．
b：肩甲骨前方突出が減少すると，黒線のように肩甲上腕関節の水平内転・内旋が増大する．
c：左右の前腕で重錘を挟みながら肩甲骨を上方回旋させる（白矢印）．上方回旋することで前鋸筋下部線維の筋力強化が期待できる．

終わりに

 本稿では上肢投球障害における増強因子を列挙し，肩・肩甲帯機能低下との関係を解説した．また，その機能低下に対する臨床評価と治療方略について述べさせていただいた．肩関節のメカニカルストレスは全身の機能低下が多岐に影響している．また，投球障害は上肢を高速に振るため，投球数が増えればそれだけでメカニカルストレスも増大する．障害予防，競技復帰には負荷量の調整など，環境調整も重要である．

文献

1) Burkhart SS, et al：The peel-back mechanism：its role in producing and extending posterior type Ⅱ SLAP lesions and its effect on SLAP repair rehabilitation. *Arthroscopy*, **14**：637-640, 1998.

2) Andrews JR, et al：Glenoid labrum tears related to the long head of the biceps. *Am J Sports Med*, **13**：337-341, 1985.

3) Jobe FW, et al：An EMG analysis of the shoulder in throwing and pitching. A preliminary report. *Am J Sports Med*, **11**：3-5, 1983.
　Summary 投球動作の各位相で肩関節周囲筋群の筋活動を計測している．

4) Sharkey NA, et al：The rotator cuff opposes superior translation of the humeral head. *Am J Sports Med*, **23**：270-275, 1995.

5) Wuelker N, et al：Function of the supraspinatus muscle Abduction of the humerus studied in cadavers. *Acta Orthop Scand*, **65**：442-446, 1994.

6) Davis JT, et al：The effect of pitching biomechanics on the upper extremity in youth and adolescent baseball pitchers. *Am J Sports Med*, **37**：1484-1491, 2009.
　Summary 適切と考えられる投球フォームと不適切と考えられる投球フォームで肩肘にかかる負荷について比較している．

7) Mihata T, et al：Effect of rotator cuff muscle imbalance on forceful internal impingent and peel-back of the superior labrum：a cadaveric

study. *Am J Sports Med*, **37** : 2222-2227, 2009.

8) Muraki T, et al : Effect of posteroinferior capsule tightness on contact pressure and area beneath the coracoacromial arch during pitching motion. *Am J Sports Med*, **38** : 801-808, 2010.
　Summary 屍体肩で投球動作の各位相での肩関節運動を模倣し，後下方関節包拘縮が肩峰下滑液包に与える影響を調べている.

9) Matsuo T, et al : Comparison of kinematic and temporal parameters between different pitch velocity groups. *J Appl Biomech*, **17** : 1-13, 2001.

特集／実践！上肢投球障害に対するリハビリテーション

Ⅱ．身体機能から考える投球障害アプローチ

肘・手関節・手指の評価から患部へのアプローチ

篠田光俊*

Abstract 投球障害の原因は多岐にわたるが，その1つに身体機能低下がある．身体機能低下には，単関節で局所的な機能の低下である「機能障害」と，複合的に運動機能の低下した「機能不全」があると考えている．投球は，良好な身体機能のうえで成り立つため，身体機能低下を有したまま投球を継続することにはリスクを伴う．体幹や肩甲帯などの中枢側の機能は重要であるが，末梢となる肘・手関節・手指の機能低下により生じる病態も存在し，肘の内外側障害，後方障害や肩関節後方障害，そして投球フォームの改善に対しても肘・手関節・手指へのアプローチが功を奏すことがある．治療において最も大切なことは，病態を的確に捉え，機能解剖学的な知見から「機能障害」の改善をはかることであるが，全身運動である投球は，「機能不全」の改善もはかることも極めて重要であると考えている．

Key words 機能障害(impairments)，機能不全(dysfunctions)，機能解剖(functional anatomy)

はじめに

投球障害の原因は多岐にわたり，その1つに身体機能の低下がある[1]．その治療には，徒手検査や画像所見など様々な評価から選手の病態を的確に捉え，その病態改善に必要な身体機能をみることが重要である．そのためには，局所の機能解剖に基づいて機能の改善をはかることが必要であり，全身運動である投球の障害を改善するには，局所のみならず複合的な機能の改善も必要となる．

本稿では，投球障害の病態別に改善すべき運動機能を分け，機能解剖学的観点から肘・手関節・手指の評価とそのアプローチについて述べる．

投球障害に対する身体機能の考え方（図1）

投球障害は，身体機能，投球回数，投球フォームに対するイメージ，環境などの様々な要因が悪化することにより生じる．投球に必要な身体機能を局所的な機能と複合的な機能に分けて考えている．この2つの機能の低下は，それぞれ「機能障害」と「機能不全」[2]であり，それぞれに対する評価が必要である．「機能障害」は，疼痛を有する関節かに問わず単関節における異常や制限であり，その評価は，整形外科テスト，圧痛，関節可動域，筋力，筋の近位収縮距離などである．「機能不全」は機能的かつ基本的な複合動作における異常であり，ファンクショナルムーブメントスクリーンで紹介される評価項目（トランクスタビリティプッシュアップ）[2]や，ゼロポジションでの外旋角度の評価がそれにあたる（図2）．

各関節へのストレスと病態

投球は運動連鎖で成り立ち，エネルギーを作り出す動きとエネルギーを吸収することが求められる[3]．投球フォームは，JOBE分類でワインドアップ期，アーリーコッキング期（足底接地がある），

---

* Mitsutoshi SHINODA，〒471-0811 愛知県豊田市御立町7-100 吉田整形外科病院リハビリテーション科，副主任

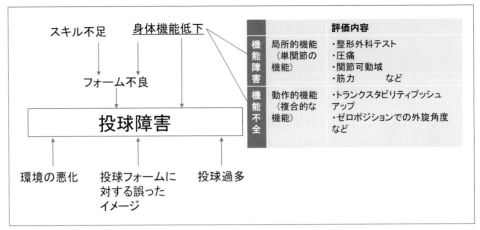

図 1. 投球障害の原因と身体機能の関係

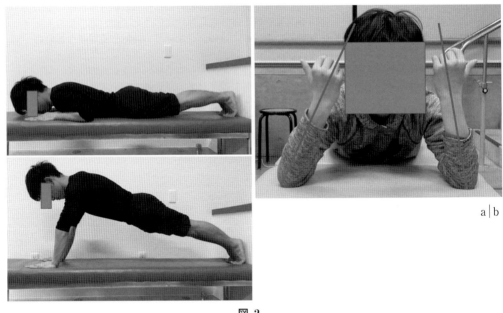

図 2.
a：ファンクショナルムーブメントスクリーンで紹介されているトランクスタビリティプッシュアップ．上半身の筋力と，反射的なコアの安定性を複合的に簡単に評価する目的で用いられる．
b：投球で必要なゼロポジションにおける肩甲帯と棘下筋の筋力を総合的に評価している．投球側(右)の外旋可動域が低下している．

レイトコッキング期(肩関節最大外旋：MERがある)，アクセレレーション期，フォロースルー期がある．肩関節において障害の多い期は，レイトコッキング期のMERと，フォロースルー期であり[4]，肩甲上腕関節に対する過度な外旋ストレスや，内旋ストレスによって生じる外旋筋の過負荷により疼痛が生じる．これらのストレスにより，上方関節唇損傷(SLAP)，インターナルインピンジメント，腱板損傷，肩峰下滑液包炎などが生じ

る．そして肘関節の障害は，レイトコッキング期とフォロースルー期に多く，レイトコッキング期は外反ストレスが，フォロースルー期には肘関節後方に外反伸展ストレスによる疼痛が生じる[5]．
外反ストレスによる病態は，内側側副靱帯(MCL)の中でも前斜走線維(AOL)への負荷による[6]AOL断裂や，尺骨神経障害も生じさせる．成長期であれば上腕骨内側上顆の骨端線離開や，上腕骨小頭に生じる離断性骨軟骨炎(OCD)などが

ある. そして, 外反伸展ストレスによる病態は, 肘頭後内側のインピンジメントや, 肘頭の疲労骨折などがある.

これらの病態は, 各ストレスの増加による関節の安定化機構の破綻で生じる. 関節安定化機構は, 静的安定化機構としての靱帯・骨・関節包と, 動的安定化機構としての筋の機能により成り立ち, 機能障害に対する評価が必要となる. また, 各ストレスは投球フォームにより減弱することも可能だが[7], 投球フォームの修正が可能な身体機能を有しているかどうかを, 機能不全に対する評価により確認が必要となる.

機能障害に対する評価と運動療法

1. 肘内側障害に対する評価と機能解剖
1) 内側側副靱帯損傷

肘の外反ストレスに対する静的安定化機構は, AOLをはじめとしたMCLであり, 動的安定化機構は前腕屈筋群である. 投球時には, 肘の内側に35 Nmの外反力が加わるが, MCLは約32 Nmで破断すると報告されている[8]. つまり, 投球に対する肘の障害予防には, 前腕屈筋群が重要な役割を果たす. 新鮮屍体を用いた研究で, 浅指屈筋(FDS)の張力により肘外反角度が減少し, 他の前腕屈筋群を協働して張力を生じさせることでさらに外反角度が減少したと報告がある[9]. これらの前腕屈筋群の起始は共同腱となっており, AOL前縁に沿った共同腱は組織学的にAOLと近似し, AOLの強度に直接的に関与する可能性がある[10]. 中でもFDSは, AOLに直接付着し[11], 中川ら[12]がFDSの収縮によりAOLの弾性が向上することを報告している. つまり, 静的安定化機構であるAOLに対して, 動的安定化機構であるFDSが間接的に緊張を高めている可能性がある. さらに, 障害を有する選手は, 健常な選手よりも前腕屈筋群の筋活動が低下しているとされている[13]. 福吉ら[14]は, 疼痛を有する選手におけるFDSの組織弾性が, 運動療法前において安静時で高値, 収縮時で低値であるのに対し, 運動療法で的確なリラク

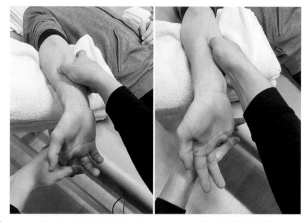

a|b 図 3. FDSのリラクセーションと筋の柔軟性改善
FDSのうち橈骨前面に起始する線維は, 第2・3指の中節骨を把持し, 前腕回外, 手関節橈背屈, MP関節伸展, PIP関節伸展で, DIP関節のみ非固定として起始停止を離すように伸張する(a).
上腕骨内側上顆に起始を持つ線維は, 第4・5指の中節骨を把持し, 上記と同様の肢位で起始停止を離すように伸張する(b).
このような操作と同時に, 筋腹部分を遠位から順に圧迫しながらストレッチングを行う.

セーションを行うことにより(図3), 安静時で低値, 収縮時で高値となると報告している. つまり, 肘外反ストレスによるAOL損傷には, FDSを中心とした前腕屈筋群の機能障害に対する運動療法が有効である.

FDSに対する評価は, 圧痛の有無, 伸張性低下の有無(図4-a), 選択的な筋収縮の可否(図4-b, c)である. 手指の屈曲運動には, 深指屈筋(FDP)も関与している. FDSの単独筋収縮の評価は, FDPの代償が生じないように, 中手指節間関節(MP)と遠位指節間関節(DIP)の伸展位を保持しつつ近位指節間関節(PIP)のみの屈曲運動が可能かである(図4-b). PIP屈曲, MP屈曲などの代償動作が生じてしまう場合は, FDSの機能障害を疑う(図4-c). FDSのトレーニング方法は, 前述の単独収縮による筋機能の改善である. 機能障害を認める場合は, MPを固定してPIPの屈曲運動を促すとFDSの収縮が比較的得られやすい(図4-d).

2) 骨端線離開

同じ内側型野球肘に若年期の上腕骨内側上顆の骨端線離開がある. 骨端線離開は, 外反ストレスに対してAOLや前腕屈筋群が制動力として働く

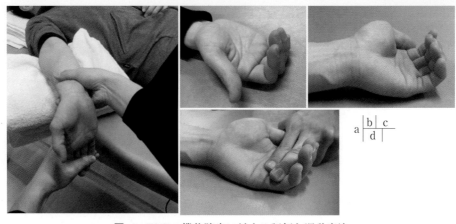

図 4. FDS の機能障害に対する評価と運動療法
a：肘伸展，前腕回外，手関節背屈，MP 伸展位から，PIP の伸展可動域の評価することで FDS の伸張性を評価する．
b：FDS 単独の収縮肢位（収縮機能良好例）．FDS の単独収縮の評価は，MP や DIP が伸展位を保持して，PIP の屈曲運動が可能かを評価する．
c：FDS 機能不良例．FDP などの代償が入ってしまっている．
d：FDS の機能訓練．MP 関節を固定することで PIP の屈曲運動を行いやすい．

ことで，その付着部である内側上顆の骨端が離開する病態である．つまり，これらの外反ストレスの制動組織自体が骨端線への離開ストレスを惹起することとなるため，局所的機能の改善によるストレスの軽減は不可能であると考える．よって，上腕骨内側上顆の骨端線離開に対しては，骨癒合を最優先とした局所安静と同時に前腕屈筋群の柔軟性改善をはかり，その間に後述する機能不全や，患部外に対するアプローチを行う必要があると考える．

2．肘外側障害に対する評価と機能解剖

OCD は，投球の長期離脱を余儀なくされるばかりでなく，肘関節可動域減少などの局所的機能障害を残すこともあるため早期に対処が必要な病態である．OCD は，内的要因により無症候性に生じている可能性があるが[15]，内側型野球肘と同じ肘関節の外反ストレスによる上腕骨小頭への圧迫力と剪断力が増悪因子となって悪化する病態であるとされている[16]．同じ外反ストレスによる障害にもかかわらず，内側型野球肘の生じる選手と，外側型野球肘である OCD が生じる選手が存在する．この理由として，上腕骨滑車の軟骨溝が浅く，外側へ傾斜しているとする報告がある[17]．このような骨性の固体要因を有する選手に対しては，前述の外反ストレスを制動する機能を有する FDS をはじめとした前腕屈筋群の機能障害に対する評価と運動療法が重要であると考える．

3．肘外反・伸展ストレスに対する評価と機能解剖

投球障害における肘関節後方部痛はアクセレレーション期からフォロースルー期に生じ，肘頭のインピンジメントにより肘頭後内側の骨棘形成や，肘頭の疲労骨折を生じる[18]．しかし，後方部痛の中には骨病変を有さない例も多い．このような選手は，外反を伴う過伸展ストレスにより疼痛の再現が得られる．肘関節の伸展運動では，後方関節包に付着する上腕三頭筋内側頭[19]が収縮し，肘頭が肘頭窩にはまり込む．肘頭窩には脂肪体が存在し，脂肪体の硬さや上腕三頭筋の近位収縮距離の低下により，肘頭に脂肪体が挟み込まれることで疼痛の生じる例がある（図 5）[20]．機能障害に対する評価は，肘頭窩に存在する脂肪体の硬さや，三頭筋内側頭の圧痛や硬さを確認し，さらに同筋の収縮を補助することで疼痛が消失もしくは軽減するかどうかを確認する．治療は脂肪体の柔軟性改善と三頭筋のリラクセーション，そして肘関節の伸展運動に伴う上腕三頭筋内側頭の近位収縮距離の改善により脂肪体の動きを改善することが必要である（図 6）．

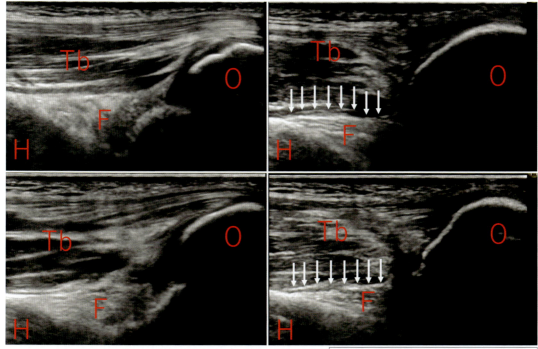
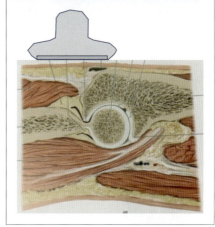

a	b
c	d
	e

図 5.
肘頭窩の脂肪体の移動と挟み込み像
健側は脂肪体の浮き上がりを認めるが,患側は認めない.
   a：健側肘軽度屈曲位
   b：健側肘伸展位
   c：患側肘軽度屈曲位
   d：患側肘伸展位
   e：エコー撮像部位のシェーマ
H：上腕骨　O：肘頭　F：脂肪体　Tb：上腕三頭筋

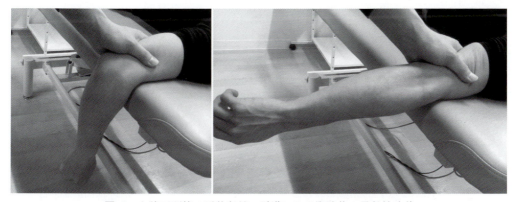

図 6. 上腕三頭筋の近位収縮の誘導による脂肪体の柔軟性改善

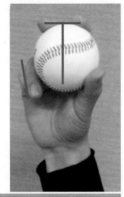
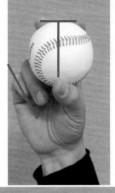
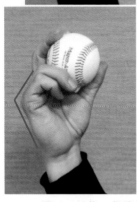
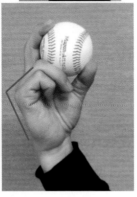

図 7. 母指の指腹握り(a)と尺側握り(b)　a|b

母指腹側握り(a)は示指側に寄るため，示指中指，母指のみではボールが安定せず，環指小指の内転運動が必要となる．しかし母指尺側握り(b)は，示指と中指の対角線に母指があることにより，ボールはこの3指で安定するため，環指小指の自由が利き，小指MPの屈曲が可能となる．

4．前腕回内制限による肩後方組織に対する評価と機能解剖

野球選手の中で回内外制限が生じている選手は少なくない．特に回内制限が生じると，フォロースルー期は，前腕回内に併せて肩関節の内旋運動が生じる．このとき，回内制限があると肩関節に過度な内旋運動が生じ，肩関節後方組織の負担を増大させる可能性がある．肩関節後方組織には，棘下筋，小円筋，後方関節包が存在し，これらの組織の硬さは，肩関節のオブリゲートトランスレーションを生じさせ[21]，肩関節障害の原因の1つとなる．前腕の回内外には橈骨頭の動きが重要である．橈骨頭は，前後径が左右径よりも長い楕円状をしているため，前腕回内位では橈骨頭が

2 mm程外側に移動し，外下方に傾斜する[22]．橈骨輪状靱帯は，橈骨頭の動きを制御しており，関節包や滑膜と連続性を有している[22]．機能障害に対する評価は，前腕回内可動域の減少と，回外筋の圧痛や硬さの確認を行い，橈骨頭の動きの確認が必要となる．運動療法は，回外筋のストレッチングや輪状靱帯のストレッチングを行う．

機能不全に対する評価と運動療法

1．投球フォーム異常に対する評価と機能解剖

投球フォームは，コッキング期に肩関節内旋位から外旋位への切り替えのタイミングが遅くなると前期コッキング期で背中側に大きく肘を引きやすくなる[23]．このとき，肩甲上腕関節の水平伸展角度が大きくなると肩関節障害に繋がりやすい．水平伸展角度の増大は，前期コッキング期に肘下がりとなり，外反ストレスが最も減少する肩関節の外転角度(90〜100°)[24]より低い位置となる．前期コッキング期の肘下がりは，その後のアクセレレーション期に生じる肘の外反トルクや，肩の外反トルクを強くする投球フォーム(ダブルプレーン)[25]となるため，改善することが好ましいと考えている．

肘下がりの原因は様々であるが[26]，今回は手関節手指機能の障害から生じる投球フォーム異常を紹介する．直球ボールの握り方は，母指が示指側に位置し母指の腹側でボールを把持する(母指指腹握り)(**図7-a**)と，示指中指の中央対角線上に母指が位置して母指の尺側でボールを把持する(母指尺側握り)がある(**図7-b**)．そして，母指指腹握りから母指尺側握りに変更するだけで前腕回内をとりやすくなり，肘下がりの投球フォームが改善するとの報告がある[27]．この理由は，母指尺側握りにより小指を外転位で握りこむことができ，小指MPの屈曲が小指外転筋の収縮により生じ[28]，同筋の起始となる豆状骨が遠位方向に引かれる．すると豆状骨に停止を持つ尺側手根屈筋(FCU)が収縮することで，手関節の安定とともに適度な回内位をとりやすくなるため，肘が挙げやすくな

ると考えている．母指尺側握りの選手は特に小指の屈曲運動を行いながらの投球により，肘下がりが改善する選手を経験する(図8)．

なお，投球フォームの改善は，各種の機能障害に対して関節へのストレスを減らすためにとても有効であるが，イメージに合ったフォームが重要であり，熟練した選手ほど長年培ってきた感覚があり，強制的なフォーム修正には注意が必要である．

文献

1) 梅村 悟ほか：投球障害の運動療法 成長期の投球方肘障害への対応．臨スポーツ医，**32**(臨時増刊号)：71-77, 2015.
2) Cook G：ムーブメントファンクショナルムーブメントシステム：動作のスクリーニング，アセスメント，修正ストラテジー．中丸宏二(監訳), pp. 2-109, ナップ, 2016.
3) 徳永 進：診断・治療に必要な機能解剖．菅谷啓之(編)，肩と肘のスポーツ障害, pp. 9-25, 中外医学社, 2012.
4) 福吉正樹ほか：当院における投球障害肩の実態調査．整外リハ会誌，**11**：37-42, 2008.
5) Slocum DB：Classification of elbow injuries from baseball pitching. *Tex Med*, **64**(3)：48-53, 1968.
6) Hotchkiss RN, et al：Valgus stability of the elbow. *J Orthop Res*, **5**(3)：372-377, 1987.
7) 中村康雄ほか：投球フォームとボール・リリース時の肩関節負荷．バイオメカニズム，**17**：123-132, 2004.
8) Regan WD, et al：Biomechanical study of ligaments around the elbow joint. *Clin Orthop Relat Res*, **271**：170-179, 1991.
9) Udall JH, et al：Effects of flexor-pronator muscle loading on valgus stability of the elbow with an intact, stretched, and resected medial ulnar collateral ligament. *J Shoulder Elbow Surg*, **18**(5)：773-778, 2009.
10) 大歳憲一ほか：肘関節の内側構造．*MB Orthop*, **28**(7)：19-25, 2015.
11) Munshi M：Anterior bundle of ulnar collateral ligament：evaluation of anatomic relationships by using MRI imaging, MR arthrography, and gross anatomic and histologic analysis. *Radiology*, **231**：797-803, 2004.

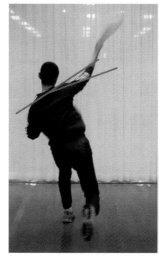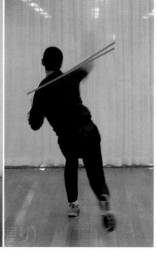

a|b　図 8．小指を握ると肘下がりが改善する選手
　　a：指示なしでの投球フォーム：肘下がり
　　b：小指を握るように指示をしたときの投球フォーム：肘下がりが改善している．

12) 中川宏樹ほか：浅指屈筋の収縮が内側側副靱帯前斜走線維に与える影響．日整外超音波会誌，**27**(1)：44-48, 2015.
　Summary シェアウェーブエラストグラフィを用いて，FDS収縮はAOLの形態を変化させ組織弾性高めることを明らかにした．
13) Glousman RE, et al：An electromyographic analysis of the elbow in normal and injured pitchers with medial collateral ligament insufficiency. *Am J Sports Med*, **20**(3)：311-317, 1992.
　Summary 筋電図を用いて，内側型野球肘の選手は障害のない選手よりも回内筋群の筋活動が低いことを明らかにした．
14) 福吉正樹ほか：内側側腹靱帯損傷を基盤とした投球障害肘に対する運動療法の意議とは？―浅指屈筋ならびに内側側副靱帯前斜走線維の組織弾性に着目して―．整形リハ会誌，**21**：2019. (in press)
　Summary 運動療法により筋機能が向上することを明らかにした．
15) 岡田知佐子：なぜサッカー選手に肘の離断性骨軟骨炎が？，岩瀬毅信(編)，肘実践講座 よくわかる野球肘 離断性骨軟骨炎, pp. 118-119, 全日本病院出版会, 2013.
16) 松浦健司：上腕骨小頭離断性骨軟骨炎の病態と治療法―進行期を中心に，菅谷啓之(編)，肩と肘のスポーツ障害, pp. 218-224, 中外医学社, 2012.
17) 福吉正樹ほか：上腕骨滑車軟骨面の形態からみた上腕骨小頭離断性骨軟骨炎の発症要因について．日肘会誌，**18**(2)：230-233, 2011.

18) Suzuki K, et al：Oblique stress fracture of the olecranon in baseball pitchers. *J Shoulder Elbow Surg*, **6**(5)：491-494, 1997.

19) 林　典雄ほか：上腕三頭筋内側頭と肘関節後方関節包との結合様式よりみた肘関節拘縮治療について．理学療法学，**26**：12，1999.

20) 福吉正樹ほか：スポーツ障害に対する運動療法—その適応と実際—肘関節．臨スポーツ医，**32**(8)：748-753，2015.

21) Harryman DT, et al：Translation of the humeral head on the glenoid with passive glenohumeral motion. *J Bone Joint Surg Am* **72**(9)：1334-1343, 1990.

22) Casting J, Santini JJ（著），井原秀俊（訳）：図解関節・運動器の機能解剖　上肢・脊柱編，pp. 45-51，協同医書出版社，1999.

23) 田中　洋ほか：モーションキャプチャ・システムを用いた投球動作解析の障害予防への応用．臨スポーツ医，**33**(1)：46-50，2016.

24) Matsuo T, et al：Influence of shoulder abduction and lateral trunk tilt on peak elbow varus torque for college baseball pitchers during simulated pitching. *J Appl Biomech*, **22**(2)：93-102, 2006.

25) 瀬戸口芳正：②機能障害から投球フォームへ—throwing plane concept. 菅谷啓之（編），肩と肘のスポーツ障害，pp. 97-108，中外医学社，2012.

26) 岩堀裕介：投球障害に対する投球フォームへの介入，菅谷啓之（編），肩と肘のスポーツ障害，pp. 120-135，中外医学社，2012.

27) 水谷仁一ほか：ボールの握り方が投球動作に及ぼす影響について．東海スポーツ傷害研会誌，**27**：25，2009.

28) 上羽康夫：手　その機能と解剖，第6版，pp. 184，金芳堂，2017.

特集／実践！上肢投球障害に対するリハビリテーション

Ⅲ．投球動作から考える投球障害アプローチ

投球動作評価法

瀬尾和弥*1　山口弘佑*2　松井知之*3

Abstract 投球動作は，短時間の三次元的な運動であり，動作中の評価は難しい．投球障害の発生は，下肢体幹の機能低下や，エネルギーロスを上肢で代償するパターンも多く，下肢体幹の評価が重要である．下肢体幹機能の評価として，三次元動作解析装置を用いた投球動作解析から得られたデータを基に，ファンクショナルスローイングテストを考案した．

ワインドアップ期では片脚立位評価を，アーリーコッキング期ではTRA，フットコンタクトランジを評価する．レイトコッキング期～アクセレレーション期ではフォワードランジを，フォロースルー期ではフォロースルーリーチ，T字バランスを行い，下肢体幹の支持性や重心移動，可動性を評価する．

投球動作中の一般的な角度や関節モーメントを知り，フェーズごとに投球動作を模倣したファンクショナルスローイングテストを実施することで，より簡便に投球動作を評価することが可能となる．

Key words 投球動作(throwing motion)，投球障害(throwing disorder)，ファンクショナルスローイングテスト(functional throwing test)

はじめに

投球障害は，投球動作の繰り返しにより生じ，投球フォームに原因がある場合も多い．そのため，不良動作を改善するために，投球動作の評価が重要である．

投球動作は約2秒間という短時間で行われる全身運動である．また運動方向が前額面，水平面，矢状面と複雑に変化する．実際動作では評価は複雑になるため，肘下がり，体の開きなど，各フェーズでの姿勢を指標とした評価を用いることが多い．投球動作では70～80％は軸脚支持であり，その後に，ステップ脚・体幹の運動により上肢へと力が伝達される．すなわち，動作の大部分は下肢体幹の運動が占める．投球障害の発生は，下肢体幹の機能低下や，エネルギーロスを上肢で代償するパターンも多く[1]，下肢体幹の評価が重要である．

本稿では，三次元動作解析装置を用いた客観的な投球動作解析から得られたデータを基に考案した，下肢体幹機能を評価するファンクショナルスローイングテストを紹介する．

投球動作のフェーズ分類[2)3)]

投球動作のフェーズ分類では，上肢の運動を中心に動作開始から手がグローブから離れるまでのワインドアップ期，手がグローブから離れてから非投球側下肢が接地(フットコンタクト)するまで

---

*1 Kazuya SEO，〒602-8566 京都府京都市上京区河原町広小路上ル梶井町465　京都府立医科大学附属病院リハビリテーション部
*2 Kosuke YAMAGUCHI，丸太町リハビリテーションクリニック
*3 Tomoyuki MATSUI，同

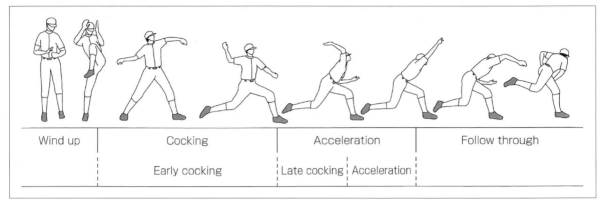

図1. 投球動作のフェーズ分類

（文献4より）

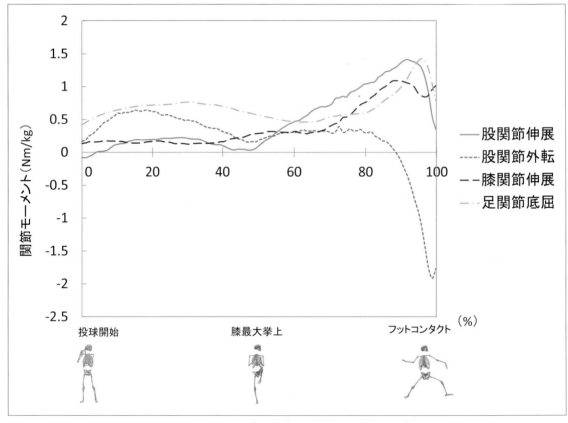

図2. 軸脚関節モーメント

のコッキング期，非投球側下肢接地からボールリリースまでのアクセレレーション期，ボールリリースから動作終了までのフォロースルー期に分類される．アクセレレーション期では，投球側肩関節最大外旋位（maximum external rotation；MER）を境に前半をレイトコッキング期，後半をアクセレレーション期に分類される（図1）[4]．手がグローブから離れるタイミングは投球フォームに よりばらつきが大きく，非投球側膝最大挙上位を指標としてワインドアップ期とコッキング期を分類することも多い．

投球動作解析データ

1．下肢関節モーメント

三次元動作解析装置を用いた投球動作解析のデータを紹介する．図2, 3に高校生投手9名の下

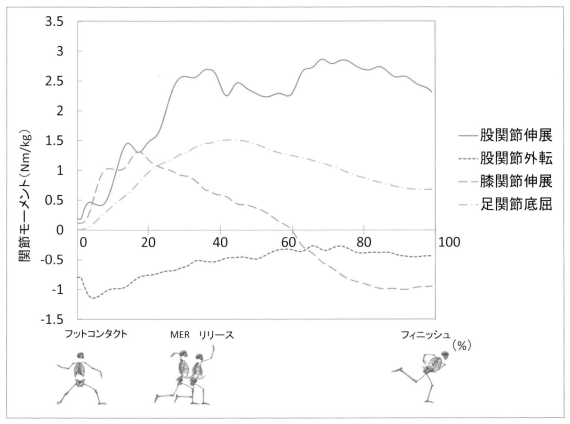

図 3. ステップ脚関節モーメント

肢関節モーメントの平均の波形を示す．

1）軸脚関節モーメント（図2）

軸脚下肢関節モーメントを図2に示す．セットポジションからの投球開始から，フットコンタクトまでを100％で表示している．軸脚関節モーメントでは，投球開始から徐々に増大し，フットコンタクト付近で最大値となる．軸脚関節モーメントの中でも，股関節内転モーメントが大きく，内転筋の働きが重要である．

2）ステップ脚関節モーメント（図3）

フットコンタクトからフィニッシュまでを100％で表示している．ステップ脚の関節モーメント最大値では，股関節伸展モーメント，次いで膝関節伸展モーメントが大きい．ボールリリース以降については，膝関節では伸展モーメントから屈曲モーメントへと切り替わる．ステップ脚では，大殿筋やハムストリングスの働きが重要である．

投球動作の各フェーズにおけるチェックポイント

1．ワインドアップ期

1）役割・機能

ワインドアップ期ではステップ脚挙上によって位置エネルギーを蓄積する．次のフェーズであるアーリーコッキング期における身体重心の並進運動を行う準備をするフェーズである．ステップ脚の挙上によって位置エネルギーを高めるが，軸脚膝関節屈曲や，骨盤，体幹後傾を生じると，重心位置が低下し，非効率な動作となる．

2）不良姿勢による影響

下肢を挙上する際に，骨盤後傾，体幹後傾，軸脚膝関節屈曲を伴うと，姿勢の崩れによって，ワインドアップ期以降の運動に影響を与える．ワインドアップ期における姿勢の崩れ，骨盤後傾は，体の開きや，肘下がりなどの不良な投球動作につながることが多い[5]．

3）基準データ

高校生投手9名におけるワインドアップ期の骨

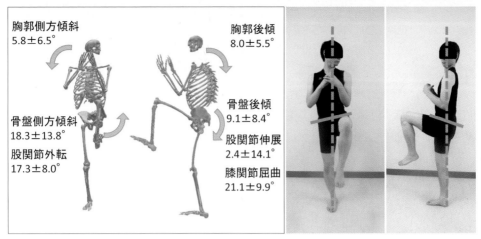

図 4. ワインドアップ期
胸郭，骨盤側方傾斜は右投手の場合，右傾斜を＋

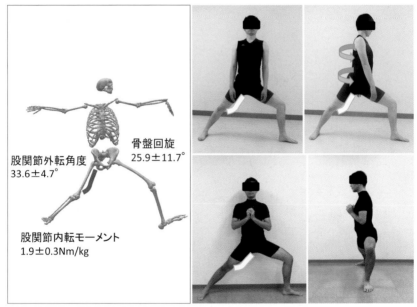

図 5. アーリーコッキング期
骨盤回旋角度は右投手の場合，三塁方向を 0°，本塁方向を 90°
写真上：TRA，写真下：フットコンタクトランジ

盤，胸郭傾斜角度，膝関節屈曲角度を**図 4**に示す．胸郭側方傾斜角度は5.8±6.5°，骨盤側方傾斜は18.3±13.8°，胸郭後傾角度は8.0±5.5°，骨盤後傾角度は9.1±8.4°，股関節伸展角度は2.4±14.1°，膝関節屈曲角度は21.1±9.9°である．

4）評価法

a）**片脚立位**：片脚立位を用いて，姿勢，安定性の評価を行う．前額面では骨盤・体幹の傾斜，足部の回内・回外，重心の側方移動量，矢状面では骨盤・体幹の後傾，軸脚膝関節の屈曲，後足部荷重をチェックする（**図 4**）．

2．アーリーコッキング期

1）役割・機能

アーリーコッキング期では，位置エネルギーを運動エネルギーへと変換し，並進運動によって投球方向への重心移動を行う．並進運動によって，重心は支持基底面から離れていき，フットコンタクト直前に，軸脚関節モーメントは最大となる（**図 2, 5**）．なかでも，股関節内転モーメントが一番大きく，フットコンタクト直前に内転筋群の筋

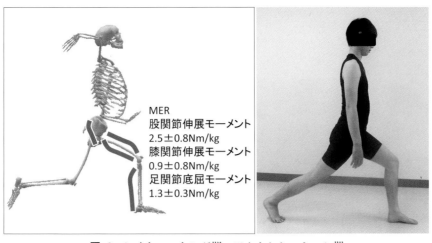

図 6. レイトコッキング期～アクセレレーション期

収縮が最大となると推察できる.

2）不良姿勢による影響

フットコンタクト前に体幹回旋を開始すると肘関節外反トルクが増大する[6]. また骨盤と体幹の回旋のタイミング不良をきたすと, 肩関節内旋トルクが増大することが報告されており[7], 骨盤が回旋せずにフットコンタクトを行うことが重要である.

3）基準データ

フットコンタクト時における高校生の平均骨盤回旋角度は25.9±11.7°である. また, フットコンタクト直前の股関節内転モーメントの最大値は1.9±0.3Nm/kgである（図5）. 骨盤が回旋せずにフットコンタクトするためには, 骨盤が並進運動を行う必要があり, 内転筋群が使えているかが重要である.

4）評価法

a）Throwing rotation assessment；TRA（図5-上）[8]：TRAでフットコンタクト時の下肢体幹の支持性および可動性を評価する. 足幅を投球時と同等の幅とし, 両下肢均等に荷重し, 骨盤, 胸郭回旋角度を計測する. 下肢体幹の支持性, 可動域を反映した指標となる.

b）フットコンタクトランジ（図5-下）：立位から投球時と同等分足を踏み出し, 骨盤・体幹は回旋せずに, ステップ脚のみ正面を向ける動作を行い, アーリーコッキング期の股関節可動性と支持性を評価する. 骨盤の回旋を生じないように行う

には, 内転筋群による並進運動の制御が必要で, 大腿四頭筋での制御が優位になると骨盤が回旋した接地となる. このようなワインドアップから回旋を伴わず並進移動のみで投球方向へステップする動作は投球フォーム改善のための練習としても用いられている[9].

3. レイトコッキング期～アクセレレーション期

1）役割・機能

レイトコッキング期では並進運動から体幹回旋運動, 肩関節回旋運動へと変換していき, アクセレレーション期にボールへと力を伝達するフェーズである. フットコンタクト以降, 支持脚となるステップ脚上で体幹, 上肢の運動が行われる. そのため, ステップ脚の支持性は重要である（図6）.

2）不良姿勢による影響

肘関節へのストレスを調査した研究では, レイトコッキング期～アクセレレーション期において, 肘関節内反トルクと, 骨盤前傾角度において負の相関を認め, 腰椎屈曲角度とは正の相関を認めることが報告されている[10]. すなわちこのフェーズにおいて, 骨盤は前傾し, 体幹は伸展していることが, 肘関節へのストレスを軽減することを意味する. ステップ脚に荷重し, 骨盤後傾で体幹を起こすのではなく, 骨盤前傾した状態での体幹伸展が必要となる.

3）基準データ

図3, 6で示すように, MERでは股関節伸展モーメント：2.5±0.8Nm/kg, 膝関節伸展モー

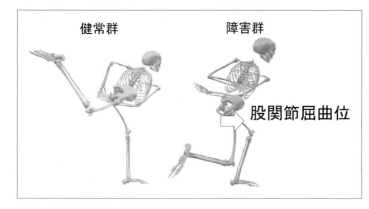

図 7.
健常投手と後方障害投手のフィニッシュ姿勢の違い

（文献 12 より）

メント：0.9±0.8 Nm/kg，足関節底屈モーメント：1.3±0.3 Nm/kg であり，ステップ脚では，股関節伸展モーメントが大きい．

4）評価法

a）フォワードランジ（図6）：評価としては，投球時と同等分ステップ脚を踏み出して行い，姿勢の崩れ，安定性を評価する．特に大殿筋を意識し，骨盤前傾位で体幹の伸展したフォワードランジが行えているか評価をする．

4．フォロースルー期

1）役割・機能

フォロースルー期では，肩関節後方関節包へは，体重の80％程度の牽引ストレスが生じるため[11]，上肢運動の減速に伴って，ステップ脚の伸展，股関節回旋，体幹前傾回旋によって，上肢だけでなく全身で運動し，上肢への過剰なストレスを回避させる必要がある．

2）不良姿勢による影響

健常群と肘関節後方障害群の投球動作比較では，フォロースルー期における，軸脚股関節伸展が不十分で，股関節屈曲位であり，フォロースルー期の姿勢の違いが，投球障害と関連があることを報告している（図7）[12]．

3）基準データ

フォロースルー期は図8に示すように，ステップ脚支持のなかで，股関節内旋，骨盤回旋，胸郭回旋が必要となる．特に股関節伸展モーメントが2.3±0.4 Nm/kg と大きな値であり，膝関節モーメントは屈曲モーメント0.9±0.5 Nm/kg である．したがって，大殿筋，ハムストリングスで支持したうえでの，バランスや股関節・骨盤・胸郭の可動性が必要となる．

4）評価法

a）フォロースルーリーチ[8]（図8-上）：投球時と同等の足幅でフォロースルーの姿勢をとり，側方へのリーチ距離によってステップ脚下肢の支持性や可動性，回旋による重心移動の評価を行う．

b）T字バランス（図8-下）：投球側上下肢体幹を一直線にし，ステップ脚股関節屈曲により体幹を前傾させる．ステップ脚支持でのバランス能力や重心の前方移動の評価を行う．

まとめ

投球動作は，短時間の三次元的な運動であり，動作中の評価は難しい．投球動作の評価として，まずは歩行同様，一般的な動作中の角度や関節モーメントを知ることが重要である．次に，フェーズごとに投球動作を模倣したファンクショナルスローイングテストを実施することで，より簡便に投球動作を評価することが可能となる．

ワインドアップ期では片脚立位評価を，アーリーコッキング期ではTRA，フットコンタクトランジを評価する．レイトコッキング期～アクセレレーション期ではフォワードランジを，フォロースルー期ではフォロースルーリーチ，T字バランスを行い，下肢体幹の支持性や重心移動，可動性を評価する．

文　献

1) 岩堀裕介：成長期の投球障害への対応とアプローチ．臨スポーツ医，**29**：67-75，2012．

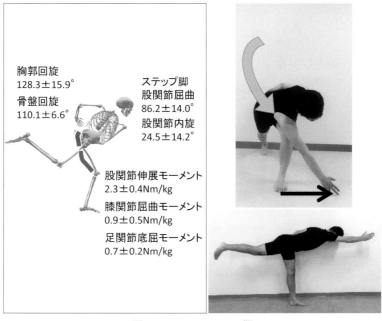

図 8. フォロースルー期
胸郭，骨盤回旋角度は右投手の場合，三塁方向を 0°，本塁方向を 90°
写真上：フォロースルーリーチ，写真下：T字バランス

2) Jobe FW, et al：Rotator cuff injuries in baseball. Prevention and rehabilitation. *Sports Med*, **6**：378-387, 1988.

3) Fleisig GS, et al：Kinematic and kinetic comparison of baseball pitching among various levels of development. *J Biomech*, **32**：1371-1375, 1999.

4) 森原 徹ほか（編）：パフォーマンス UP！運動連鎖から考える投球障害〜診察室からグラウンドまでをつなぐアプローチ〜．全日本病院出版会，2014．

5) 宮下浩二：投球障害に対する競技現場でのリハビリテーションとリコンディショニングの実際．山口光國（編），投球障害のリハビリテーションとリコンディショニング―リスクマネジメントに基づいたアプローチ，pp. 187-202，文光堂，2010．

6) Aguinaldo AL, et al：Correlation of throwing mechanics with elbow valgus load in adult baseball pitchers. *Am J Sports Med*, **37**：2043-2048, 2009.

7) Aguinaldo AL, et al：Effects of upper trunk rotation on shoulder joint torque among baseball pitchers of various levels. *J Appl Biomech*, **23**：42-51, 2007.

8) 松井知之ほか：投手に対する新しい下肢・体幹機能評価の試み―投球障害選手の身体特性に着目して―．体力科学，**63**：463-468, 2014.

9) 元脇周也ほか：投球障害症例に対する投球フォーム指導の効果―体幹回旋運動における定量的評価を用いた検証―．スポーツ傷害，**18**：27-30, 2013.

10) 東 善一ほか：女子プロ野球投手における投球フォームと肘関節最大内反トルクとの関連．日肘会誌，**23**：5-8, 2016.

11) Burkhart SS, et al：The disabled throwing shoulder：spectrum of pathology Part I：pathoanatomy and biomechanics. *Arthroscopy*, **19**(4)：404-420, 2003.

12) 瀬尾和弥ほか：肘関節後方障害を有する高校生投手の投球動作における下肢・体幹運動．運動器リハ，**29**：447-453, 2018.

特集／実践！上肢投球障害に対するリハビリテーション

Ⅲ．投球動作から考える投球障害アプローチ

投球動作改善に向けての実践アプローチ

宇良田大悟*

Abstract 投球動作の改善をはかる目的は，運動力学的に関節に過剰な負担がかかることを避けるためである．また，その中には，復帰後の再発予防も含まれる．投球動作は，下肢・体幹・上肢を連動させる高速かつダイナミックな運動である．動作開始から終了まで約 2 秒の高速な運動であるため，一瞬の問題となる動作を口頭指示のみで修正しようとするのは極めて困難である．投球動作の各相で必要とされる機能について評価し，投球動作，機能障害と関連付けて統合と解釈をする必要がある．また，局所の機能評価にとどまらず，複数関節とのつながりを考慮した複合動作での機能評価も必要となる．投球動作実践アプローチの目的は，投球動作に関連する複合的な身体機能の改善をはかることで投球動作を改善していくことである．本稿では，実際の動作改善アプローチについて文献的考察を踏まえながら概説する．

Key words 投球動作(throwing motion)，機能評価(functional evaluation)，改善エクササイズ(improvement exercise)，再発予防(recurrence prevention)

はじめに

1．投球動作を改善する目的

投球動作の改善をはかる目的は 2 つあると考える．1 つ目は，運動力学的に関節に過剰な負担がかかることを避けるためである．2 つ目は，パフォーマンスの向上である．医療現場で求められるのは前者である．局所の関節機能不全の改善が投球障害のリハビリテーションにとって不可欠であることは言うまでもない．しかし，投球障害疾患をみるうえで，局所の関節機能不全へのアプローチだけでは十分とは言えない．痛みが出る原因を詳細に調べていくと，局所の問題だけではなく，身体の他部位からの影響，投球動作に辿り着くことが多い．特に競技復帰，再発予防を見据えてアプローチする際には，投球動作に関連する複合動作へのアプローチが不可欠であると考える．

局所の関節機能不全の改善が得られたら，投球動作と関連する複合的な機能に対して，動作学習を通して改善をはかることで再発予防にも繋がる．

2．治療の流れ

投球障害疾患は複数存在するが，共通点は投球によって繰り返されるストレスによって生じることである．治療の際に重要なことは，対象となる選手の病態を的確に見極めることである．治療は，問診，触診，画像評価，徒手検査(ストレステスト)，身体機能評価，動作評価，アプローチ，再評価で構成される．

本稿では，投球動作に関連する問診，機能評価，投球動作評価，投球動作改善に向けての実践アプローチについて述べていく．

問　診

投球動作は，下肢・体幹・上肢を連動させる高

* Daigo URATA，〒 374-0013 群馬県館林市赤生田町 2267　慶友整形外科病院リハビリテーション科，科長

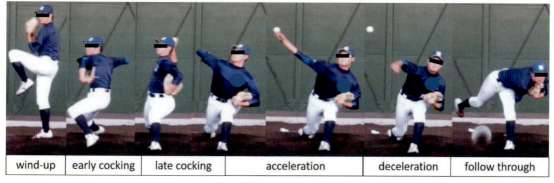

図 1. 投球動作の相分類

速かつダイナミックな運動である．投球動作は，相分類がなされており[1]，投球障害疾患をみるうえで相分けの理解は必要不可欠である(図 1)．問診では，疼痛部位，疼痛出現相，疼痛発症時の状況を聴取する．なかでも疼痛出現相と発症時の状況を詳細に聴取する．疼痛出現相，疼痛発症状況と疼痛部位との関係を把握し運動学的にどのような負荷が生じているか，あるいは生じていたかを推測する．

機能評価

局所に対する病態把握の後，身体機能・投球動作と疼痛の関連について評価を進めていく．医療現場では，身体機能評価を最初に行い，それを基に障害発生機序を推測し，身体機能面にアプローチすることが多い．身体機能面を詳細に評価することで，その選手の投球動作の特徴を推測することも可能である．特に，障害に直結すると思われる主問題の機能低下を補助的に修正・改善することで疼痛に改善が得られるかどうかを評価し，どの機能に重点を絞ってアプローチするかを見極めることが重要である[2]．

投球動作評価

局所の圧痛，またはストレステストでの疼痛が減少ないし消失したら，投球動作の観察・評価を行う．動作観察で得られた情報と問診結果から障害発症機序の再検証を行い，それに関与すると考えられる身体機能の再評価を行う．新たに得られた情報を基に身体機能面へ再度アプローチを行う．以降は，動作観察と身体機能評価を繰り返し

行っていき関節へ加わるストレスを減ずるようアプローチを行っていく．

投球動作改善に向けての実践アプローチ

気を付けなければならない点は，問題となる局面だけを切り取った口頭のみの「投球動作指導」にならないようにすることである．投球動作は動作開始から終了まで約 2 秒で終了する高速な運動である．その中で一瞬の問題となる動作を口頭指示のみで修正しようとするのは極めて困難であると考える．これから紹介する実践アプローチの目的は，投球動作に関連する複合的な身体機能の改善をはかることで投球動作を改善していくことである．実際の動作改善アプローチについて文献的考察を踏まえながら概説する．

1. Wind up～foot plant

動作の始動である knee high～foot plant (FP) にかけての体重移動の動作を学習する．この相で意識することは，骨盤中間位から前傾位での接地を意識することである．この相で骨盤の後傾が出現すると，その後の動作で体幹の早期回旋や非投球側方向への体幹傾斜が生じやすくなる(図 2)．FP 前に体幹早期回旋が起こる投手は肘外反ストレスが増大すること[3]や，FP 時に非投球側の肩の開きが早い投手は，肩・肘への負荷が増大すること[4]が報告されている．また，肩関節最大外旋(MER)時やボールリリース時の非投球側への体幹側方傾斜が，肘関節内反モーメント，肩関節内旋モーメントの増大に関与することが報告されている[5,6]．さらに，骨盤-体幹の運動連鎖が適切に行われないと，MER 時の外旋角度の増大，肩関

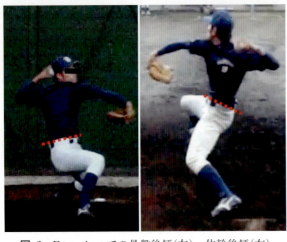

図 2. Foot plant での骨盤後傾(左), 体幹後傾(右)

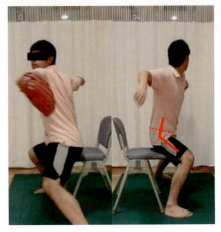

図 3. 股関節の屈曲を意識したエクササイズ
KHP から椅子に座るように体重移動を行う. 股関節屈曲を意識して行う.

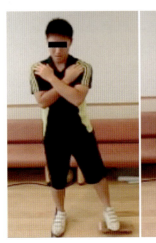

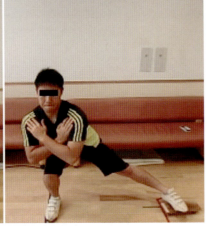

図 4.
体重移動を意識したエクササイズ
股関節屈曲を意識し, 体幹の側方傾斜が起こらないように注意して行う. 床面が滑りやすいところであれば, タオルやスケートボードをステップ下肢に置いて行うと取り組みやすい.

節間力の増大が認められたと報告されている[7]. 以上のことを踏まえると, 動作の始動で骨盤の後傾を生じさせないことが重要である. また, この相において, 体幹が投球方向へ早期に傾斜を始める選手も多く, その結果 arm cocking のタイミングが遅れ最終的に"手投げ"となる場合も多い.

1) 股関節の屈曲を意識したエクササイズ

Knee high position(KHP)から foot plant までの動作を学習する. Foot plant での軸足股関節屈曲角度と骨盤回旋のタイミングには相関があると報告されており, 骨盤の早期回旋を修正するためには軸足股関節屈曲角度に着目することが重要である[8]. KHP から重心を下げていく際に, 投球側股関節の屈曲を意識させながら椅子に座る動作を練習する(図3). バランスを崩さず椅子に座るためには, 股関節屈曲と骨盤前傾が必要となる.

2) 体重移動を意識したエクササイズ

KHP からステップ下肢を投球方向へリーチさせる下肢バランステストである lateral slide test (LST)と, 投球動作中の体幹早期回旋に関連があることが報告されている[9]. LST をエクササイズとして応用し, 動作学習として使用している. 股関節の屈曲を意識させて, ステップ脚を投球方向へ可能な限りリーチさせ, 元に戻す動作を繰り返す(図4). その際, 体幹の傾斜が起こらないように注意することが重要である. 床面が滑りやすい素材であれば, タオルやスケートボードをステップ下肢足部に置いて実施すると取り組みやすい.

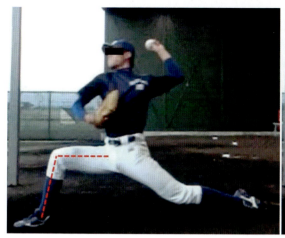
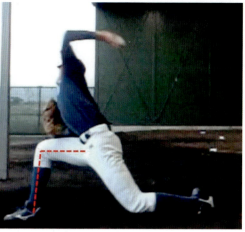

図 5.
Foot plant から MER にかけてステップ側膝関節が屈曲し続ける.

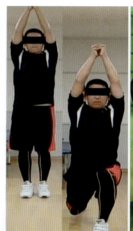
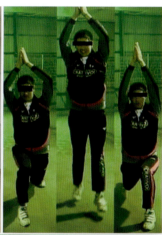

図 6.
ステップ下肢の安定性を向上
させるエクササイズ
　a：フロントランジ
　b：ジャンピングランジ
　c：ダイアゴナルジャンプ

a	b
c	

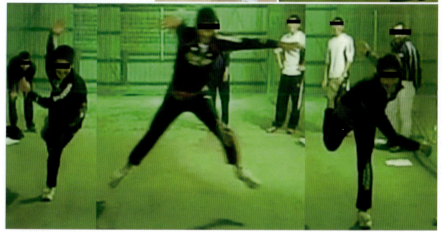

2. Foot plant

投球障害疾患をみる中で，foot plant 後にステップ下肢膝関節が屈曲をし続ける選手に多く遭遇する(図5)．ステップ下肢を固定できないことで，肩関節に加わる負荷が増大することが報告されている[10]．Foot plant でステップ下肢が固定されることによって，体幹に慣性力が生じ，ステップ下肢への体幹の重心移動を円滑にすることが可能となる．また，慣性力が生じることで lagging-back 現象が起こり，その後の MER 形成に寄与す

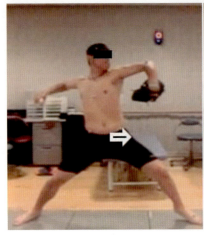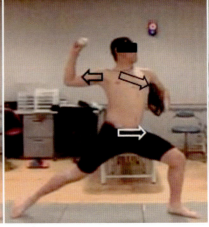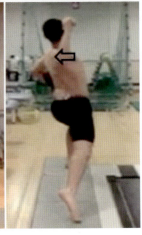

図 7. 体幹早期回旋症例
骨盤帯と体幹が一塊となって回旋し，相対的に肩甲上腕関節は水平外転位を強いられる．

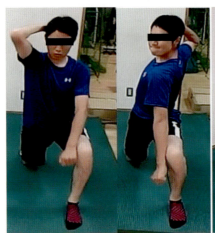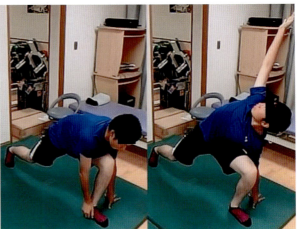

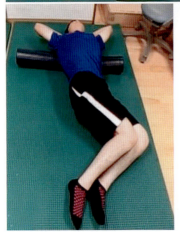

a	b
c	

図 8.
体幹と骨盤の分離運動
　a：骨盤を投球方向へ回旋させ，上部体幹を反対方向へ回旋する．
　b：上部体幹を投球上肢側へ回旋させ外腹斜筋から前鋸筋にかけての柔軟性を改善させる．
　c：ストレッチポールを使用し，胸椎伸展させながら骨盤と体幹の分離をはかる．

ると考えられる．以上のことを踏まえると，foot plant でステップ下肢を固定することが重要であり，そのためのエクササイズを行う必要がある．
　まず，ステップ下肢の安定性を向上させるために，フロントランジを行う（図 6-a）．その際に注意すべきことは，踏み出した下肢の膝関節が屈曲し続けずにしっかりと止まって戻ることと，knee in，knee out しないように殿部でしっかりと支えられるように行うことである．次の段階としては，プライオメトリクスの要素を含んだジャンピ

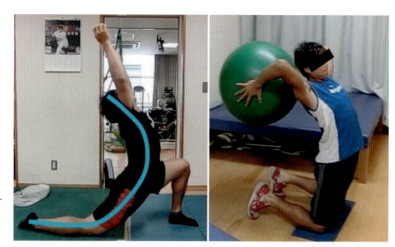

図 9.
MER の動作を改善させるエクササイズ(a)とスローイングドリル(b)

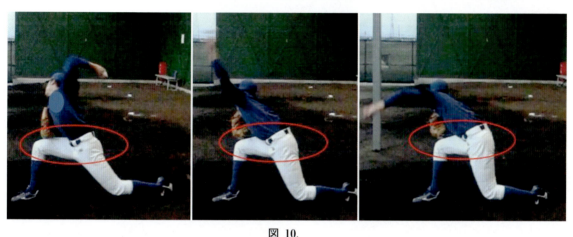

図 10.
この相で骨盤回旋が不十分な選手は PST・GIRD の改善が得られにくい．
肩関節水平内転が強調され肩関節後方組織への遠心性負荷が増大することが考えられる．

ングランジを行う(図 6-b)．着地後すぐにジャンプへと切り替えるように意識して行う．さらに難易度を上げた方法として，ダイアゴナルジャンプを導入する(図 6-c)．どのエクササイズも，着地した下肢がぶれないよう固定することを意識して行う．

3．Early cocking〜MER

Early cocking〜late cocking の相で，骨盤の回旋と一緒に上部体幹が回旋する選手が存在する．そのような選手は，その後の MER がタイミング良く出現しない場合が多い．骨盤帯と上部体幹の分離ができず，骨盤帯と体幹が一塊となって回旋することで，相対的に肩甲上腕関節は水平外転位を強いられる(図 7)．理想的な投球動作は，骨盤の回旋に遅れて上部体幹が回旋してくる動作である．早期の体幹回旋は，それ以降の肩・肘関節への負荷を増大させることから[3)4)6)7)]，複合的な機能を改善させ動作改善につなげていくことが重要である．また，MER は，肩関節外旋のみならず，胸椎伸展，肩甲骨後傾が関与していると報告されており[11)]，さらに，体幹下肢に着目すると，骨盤前傾，股関節伸展も関与すると推測される．MER 時の複合的な関節運動が遂行できる可動性を獲得することも重要である．

改善エクササイズは，骨盤に対する上部体幹(胸郭)の非投球方向への可動性改善を目的に行う．投球動作の early cocking から late cocking に近い姿勢から骨盤を投球方向へ回旋させ，上部体幹を反対方向へ回旋する(図 8-a)．上部体幹を反対方向へ回旋させた際に，ステップ下肢の膝が内側に入ることや骨盤が逆回旋しないように注意して行う．また，投球上肢側の外腹斜筋から前鋸筋

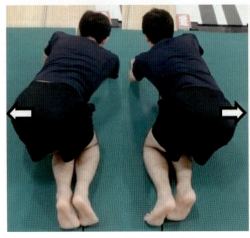
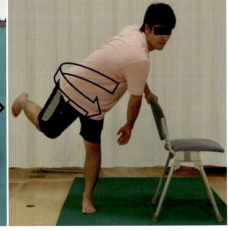

図 11. 股関節内旋可動域獲得のためのストレッチ(a)と follow through 期の骨盤回旋エクササイズ(b)
a：ストレッチでは股関節後方を伸張するように意識する．
b：Follow through 期での骨盤回旋を意識して，股関節屈曲内旋位を維持した状態で骨盤を回旋する．

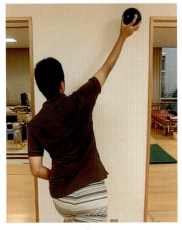

図 12. 壁ドリブル
ボールの位置(リリースの位置)がぶれないようにリズミカルに行う．

にかけての柔軟性を改善させる方法(図 8-b)，ストレッチポールを用いて胸椎伸展を強調した方法(図 8-c)も必要に応じて取り入れる．さらに，MER 時の複合的な可動性を改善させるために，MER 肢位を模擬した胸椎伸展エクササイズ(図 9-a)や，バランスボールを用いて MER の動作を学習するスローイングドリルを行う(図 9-b)．

4．Ball release(BR)～follow through

BR～follow through は投球動作の最終局面であるので，それ以前の相での動作や身体機能に影響を受けると考えられる．動作評価では，BR を体幹の回旋を使って迎えられているか否かに着目している．FP 以前に骨盤・体幹が早期に回旋してしまっている場合，BR～follow through 期では体幹の回旋が終了してしまっていることが多く，上肢に頼った BR，いわゆる"手投げ"となっていることが多い．また，そのような選手の特徴として follow through 期での骨盤回旋が不足している点が挙げられる．また，この相において骨盤回旋が不十分な選手は PST(肩関節後方タイトネス)・GIRD(肩甲上腕関節内旋可動域低下)の改善が得られにくい印象がある(図 10)．骨盤・体幹の回旋が不十分な状態で，肩関節水平内転が過度に強調され肩関節後方組織への遠心性負荷が増大していることが推察される．再発予防を考えるうえでも骨盤回旋の可動性を改善させる必要がある．改善エクササイズとして股関節内旋制限に対するストレッチ(図 11-a)や follow through 期を模した肢位での動的な骨盤回旋運動を行わせる(図 11-b)．さらに，BR での動作学習として，ボールリリースを模した肢位でプライオメトリクスの要素を含む壁ドリブルを行い，手・肘・肩甲帯の安定性向上をはかる(図 12)．

各相ごとでの身体機能面の改善が得られたら，FP～follow through を通しての投球練習を導入し，最後に全体を通しての投球動作練習を行うという流れで実施している．

まとめ

投球動作改善に向けた実践アプローチについて，文献的考察を踏まえて紹介した．短絡的に動作をいじるのではなく，問題となっている動作がなぜ起きているのかをしっかりと考え，機能評価から得た情報と投球動作を関連付けてアプローチすることが重要であると考える．復帰後の再発予防につなげるためにも，評価の段階から意識して取り組みたいものである．

文　献

1) Meister K：Injuries to the shoulder in throwing athlete. Part one：biomechanics/patho-physiology/classification of injury. *Am J Sports Med*, **28**(2)：265-275, 2000.
   Summary 投球障害肩疾患について，バイオメカニクス，病態，障害分類がまとめられている．

2) 宇良田大悟ほか：成人期の投球障害─肘関節内側部障害─．菅谷啓之ほか(編)，新版野球の医学，pp. 116-121，文光堂，2017.

3) Aguinaldo AL, et al：Correlation of throwing mechanics with elbow valgus load in adult baseball pitchers. *Am J Sports Med*, **37**(10)：2043-2048, 2009.
   Summary 三次元動作解析装置を用いた投球動作解析研究．体幹早期回旋と肘外反ストレスの増大との関連を報告している．

4) Davis JT, et al：The effect of pitching biomechanics on the upper extremity in youth and adolescent baseball pitchers. *Am J Sports Med*, **37**(8)：1484-1491, 2009.
   Summary 三次元動作解析装置を用いて，青少年野球選手の投球動作と肩・肘関節への負荷の関係を調査している．

5) Oyama S, et al：Effect of excessive contralateral trunk tilt on pitching biomechanics and performance in high school baseball pitchers. *Am J Sports Med*, **41**(10)：2430-2438, 2013.
   Summary 三次元解析装置を用いた研究．肩関節最大外旋時に体幹が非投球側へ傾斜すると肘関節内反モーメント，肩関節内旋モーメントが増大することを報告している．

6) Matsuo T, et al：Influence of shoulder abduction and lateral trunk tilt on peak elbow varus torque for college baseball pitchers during simulated pitching. *J Appl Biomech*, **22**(2)：93-102, 2006.
   Summary 三次元動作解析装置を用いた研究．ボールリリース時の体幹側方傾斜と肘内反痛・肘内反トルク増大との関連を報告している．

7) Oyama S, et al：Improper trunk rotation sequence is associated with increased maximal shoulder external rotation angle and shoulder joint force in high school baseball pitchers. *Am J Sports Med*, **42**(9)：2089-2094, 2014.
   Summary 三次元動作解析装置を用いた研究．骨盤−体幹の運動連鎖が不適切な場合，MER 外旋角度の増大，肩関節間力の増大することを報告している．

8) 内田智也ほか：投球動作におけるフットコンタクト時の軸足股関節屈曲角度と骨盤回旋の関係．臨スポーツ医，**25**(3)：339-345，2017.

9) 坂田　淳ほか：投球時体幹回旋のタイミングに対する下肢バランス機能の重要性．日整外スポーツ医会誌，**35**(1)：56-62，2015.

10) 内田智也ほか：中学野球選手におけるステップ脚膝関節および股関節の力学的仕事量と肩関節トルクの関係．理学療法学，**45**(2)：75-81，2018.

11) Miyashita K, et al：Glenohumeral, scapular, and thoracic angles at maximum shoulder external rotation in throwing. *Am J Sports Med*, **38**(2)：363-368, 2010.

特集／実践！上肢投球障害に対するリハビリテーション
Ⅳ．投球障害撲滅に向けて，大規模検診の現状と未来

京都府における大規模野球肘検診の現状

琴浦義浩*

Abstract 京都府において我々は2008年から中学生と高校生，2010年から小学生を対象とした野球肘検診を開始した．そこでは野球肩肘の早期発見を行うだけでなく，障害についての講習会や，セルフチェック，ストレッチ，コンディショニングの指導を行い，野球によるスポーツ障害の予防を啓発している．この10年で受診した選手の数は延べ10,000人を超える．検診の結果では，依然として投球時肘痛を自覚している選手が多く，高校生では60％以上，小・中学生でも25％以上いることがわかった．一方で活動を継続することにより，着実に有症状の選手や障害有病率を下げることができることが示唆された．また検診によって上腕骨離断性骨軟骨炎を早期に発見することができることも明らかとなった．本稿では，大規模となった京都府における野球肘検診の現状と今後の課題について述べる．

Key words 京都（Kyoto），検診（medical checkup），野球肘（baseball elbow）

はじめに

近年，スポーツに参加する選手の年齢が低下してきている一方で，特定のスポーツに専念するあまり，未成熟である青少年の身体に故障をきたし，将来に残るような損傷となっていることも少なくない[1)2)]．野球も類に漏れず，いわゆる野球肘に代表されるようなスポーツ障害が問題となっている．野球が盛んなアメリカでは1960年にBrogdonらが上腕骨内側上顆骨端核の裂離を"little leaguer's elbow"と称して，少年野球選手の投球障害に警鐘を鳴らした[3)]．日本でも野球による骨軟骨障害が以前から指摘されており，1996年には岩瀬が6,677名の少年野球選手の障害について報告している[4)]．それから20年が経過しているが，いまだに障害の発生率が減らないのが現状である[5)]．徳島では野球肘，特に肘離断性骨軟骨炎を早期発見，早期治療するために1981年から野球肘検診を開始し，継続している[6)]．最近ではその活動を追うように各地で野球肘検診が行われるようになっている．その土地ごとに，狭義の野球肘検診（上腕骨小頭離断性骨軟骨炎（osteochondritis dissecans；OCD）を発見するためのスクリーニング）だけでなく，さらに複合的なメディカルチェックや技術指導の野球教室に併設するなど様々な形に変化しながら拡大している．京都府において我々のグループは2008年から中学生・高校生を対象とした野球肘検診およびメディカルチェックを開始した[7)]．2010年には小学生を対象とした活動も開始し，さらに2015年からは，京都軟式野球連盟の要請を受けて京都府下の全小学生（京都軟式野球連盟に所属する）を対象とするようになった．本稿において，我々の活動の現状と問題点について述べる．

---

* Yoshihiro KOTOURA，〒629-0197 京都府南丹市八木町八木上野25 京都中部総合医療センター整形外科，副部長

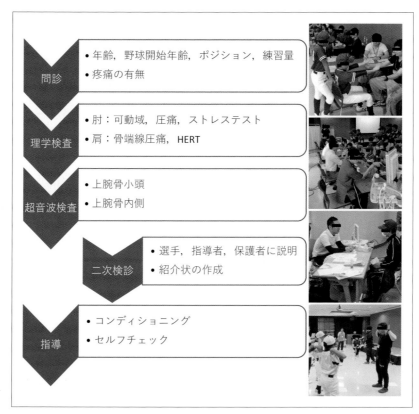

図 1. 検診の流れ

活動内容

我々の活動は,その対象によって少しずつ内容が異なるが,OCD を早期発見することを目的とした狭義の野球肘検診はすべての選手に対して行っている.まず問診によって,選手の現状を把握する.理学検査では肘関節可動域制限の有無,圧痛の有無,ストレステスト,そして肩関節の hyper external rotation test(HERT)と上腕骨近位骨端線圧痛の有無(小・中学生)をチェックしている.さらに超音波検査を行い,病院(二次検診)受診が望ましい選手を抽出し,その場で選手・指導者と可能な限り保護者に対して,病院受診の必要性について丁寧に説明し,紹介状を作成して渡している(図1).次に小学生,中学生,高校生ごとに活動の詳細を述べる.

1. 小学生野球選手の野球肘検診

2010 年から京都府の北部において小学生野球選手に対する野球肘検診を開始した.野球教室に併設する形ではなく,野球肘検診,選手に対するセルフチェック指導および指導者や保護者に対する障害予防についての講習会や,コンディショニングの実技指導を行っている.この活動は受益者負担の考え方に基づき有料で行っている.地域の野球連盟が主となり,行政の援助も得て開催している.医療側が協力する地域に根ざした活動であり,現在のところ二次検診受診率は 100％ で継続している.その後,京都府下では野球教室に併設しない小学生野球選手の野球肘検診が広がった.さらに 2015 年からは京都軟式野球連盟が"京都府下の全小学生は次年度の大会に参加するために,必ず検診を受診する"と義務化したため,京都府の各地に核となる病院,医院を設定して対応している.年に合計 3,600 名ほどの小学生野球選手が検診に参加しており,1 日に 600 名以上に対応することもある.主な二次検診の対象疾患は,OCD であるが,上腕骨近位骨端線離開や上腕骨内側上顆障害の中でも症状が強い者としている.その他,腰椎分離症を疑う場合なども個別に対応している.

表 1. 小学生, 中学生, 高校生の OCD 罹患率（2008〜18 年）

	人数	検診時年齢	超音波小頭異常	OCD
小学生	6,314	10.0±1.2	255(4.0%)	91(1.4%)
中学生	2,476	13.5±0.7	68(2.7%)	65(2.6%)
高校生	1,437	16.3±0.6	62(4.3%)	62(4.3%)
合計	10,227	11.7±2.6	385(3.8%)	218(2.1%)

表 2. 小学生, 中学生, 高校生の肘痛既往と超音波内側上顆変形の割合（2008〜15 年）

	人数	肘痛の既往	超音波内側上顆変形	
小学生	1,545	401(26.0%)	281(18.2%)	投手 28.6% 捕手 30.6% 野手 14.0%
中学生	1,934	523(27.0%)	703(36.3%)	投手 43.8% 捕手 38.2% 野手 34.0%
高校生	874	597(68.3%)	349(39.9%)	投手 49.7% 捕手 40.2% 野手 32.5%
合計	4,353	1,521(34.9%)	1,333(30.6%)	

2. 中学生野球選手の野球肘検診

2008 年から京都府中学校体育連盟などが主催する野球教室に併設する形で野球肘検診およびメディカルチェックを開始した. 野球教室に参加する選手を対象としているため年によって増減するが, 概ね 300 名の選手をチェックしている. 費用については無償で行っている. チェック方法は小学生野球選手と同様であるが, 肘関節過伸展テストや, 内側上顆, 内側側副靱帯だけでなく尺骨鉤状結節圧痛の有無も慎重にチェックしている. 主な二次検診の対象疾患も小学生と同様であるが, 肘関節後内側インピンジメント, 肘頭疲労骨折を代表とする肘関節後方障害や, 尺骨鉤状結節部の障害を見逃さないように注意している.

3. 高校生野球選手の野球肘検診

中学生と同様に, 2008 年から京都府高等学校野球連盟が主催するトレーニング講習会に併設する形で野球肘検診およびメディカルチェックを開始した. 京都府下の全 79 高校から代表 4 名が参加する講習会で, 加えて予め全選手に配布したアンケート調査でピックアップした有症状者にも受診を勧めている. 概ね 300 名の選手をチェックして

いる. 費用については無償で行っている. チェック方法は中学生野球選手と同様であるが, さらに上肢のしびれや痛み, 冷感など胸郭出口症候群を疑うような症状がある場合には徒手検査を追加している. したがって, 主な二次検診の対象疾患はOCD だけでなく, 胸郭出口症候群, 肩関節内インピンジメント症候群や腰椎分離症を含めている. さらに主に股関節の柔軟や肩甲胸郭機能機能を改善するコンディショニング指導を行っている.

野球肘検診およびメディカルチェックの結果

1. 小学生・中学生・高校生の OCD 有病率

2008〜18 年における京都府下の小学生・中学生・高校生で合計 10,227 名を対象とした. 小学生6,314 名, 中学生 2,476 名, 高校生 1,437 名. 超音波検査によって小頭異常像を認めたのは 255 名（4.0%）, 68 名（2.7%）, 62 名（4.3%）であった.

表 3. 罹患率の経時的変化

年 （N）	2010 (208)	2011 (300)	2012 (369)	2013 (358)	2014 (373)	2015 (521)	平均	p-Value
OCD	1.4	0.7	2.2	1.1	1.1	0.6	1.1	0.24
内側上顆障害*†	22.1	9.3	7.3	10.9	5.4	5.4	8.8	<0.001
投球時肘痛*	14.4	10.3	7	5.9	6.2	4.6	7.3	<0.001
内側圧痛*	32.2	11.3	7	16.8	9.4	5.8	11.8	<0.001
伸展制限	12.5	10.7	7.9	6.4	7.8	11.7	9.4	0.77
屈曲制限	13.5	9.7	10.8	11.5	11.3	15	12.1	0.39

* : $\chi 2$ 検定, 有意水準 5% 未満
† : 超音波検査での形態異常および投球時肘痛, または内側圧痛を有するもの

（文献 9 より）

そのうち Matsuura らが報告した "病的ではないと判断する小頭異常像"[8] を除いた OCD はそれぞれ 91 名(1.4%), 65 名(2.6%), 62 名(4.3%)であった(表1).

2. 小学生・中学生・高校生の肘関節痛と上腕骨内側上顆障害

2008～15 年における京都府下の小学生・中学生・高校生で合計 4,353 名を対象とした. 小学生 1,545 名, 中学生 1,934 名, 高校生 874 名. 投球時の肘関節痛の経験を小学生 26.0%, 中学生 27.0%, 高校生 68.3% に認めた. 上腕骨内側上顆の変形(超音波検査)については小学生 18.2%, 中学生 36.3%, 高校生 39.9% に認めた. ポジション別では, 小学生の野手：14.0%, 捕手：30.6%, 投手：28.6%, 中学生の野手：34.0%, 捕手：38.2%, 投手：43.8%, 高校生の野手：32.5%, 捕手：40.2%, 投手：49.7% といずれも投手で多い傾向を認めた(表2).

3. 検診結果の経時的変化

2010～15 年の京都府北部における小・中学生 2,129 名を対象とした. OCD, 上腕骨内側上顆障害, 肘関節痛, 上腕骨内側圧痛, 伸展制限, 屈曲制限についてそれぞれの年度での罹患率を比較したところ, OCD, 可動域制限の罹患率には有意な変化はなかったものの, 上腕骨内側上顆障害, 肘関節痛, 上腕骨内側圧痛の罹患率は有意に低下していた[9](表3). また検診で新規に見つかった OCD の病期について, 前年度検診受診歴のある・なしで比較したところ, 病期が進行していた選手の多くは前年度の検診受診歴がなかった(図2)[10].

大規模野球検診の課題と展望

1. 検診の目的

検診・メディカルチェックによって, 野球によるスポーツ障害の早期発見・早期治療という二次予防だけでなく, 一次予防の効果があることが明らかとなった. 一方で検診受診対象者を十分に網羅できていない可能性がある. 前述のように中学生・高校生についてはチェックできているのは一

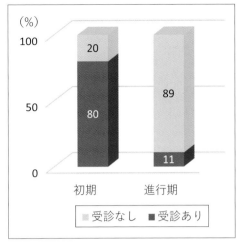

図 2. 新規 OCD の病期と前年度の検診受診歴

(文献 10 より)

部の選手である. また小学生についても現在は "次年度の試合に参加する京都軟式野球連盟の野球選手" が受診しているため, 検診の時期によっては卒団した小学 6 年生(新中学 1 年生)は参加していない可能性が存在する. 高校生に対しては, 予め全員にアンケート調査を行ったうえで, 受診が必要と考えられる選手や希望者が受診できる体制となっている. しかし, "痛みがないうちに進行する" こともある OCD の発症リスクが高い小学校高学年から中学生にかけては, アンケート調査では適切に抽出できない可能性が高い. つまりその学年においては "アンケートで抽出した選手" だけでなく, "すべての野球選手" を対象とすることが望ましいため, 新たな枠組みを構築することが課題である.

2. 検診の継続

全国各地で行われるようになっている検診ではあるが, その一方で医師, 理学療法士などのボランティアによるところが多く, 疲弊してきているとの指摘もある. 運営するためには会場費, 検者側への報酬や超音波装置の貸し出しにかかる費用などがかかる. 我々の活動は, 有料である検診と, NPO で集めた寄付金を資金にしている検診がある. また検診の主催が我々ではなく, 野球連盟や地元の団体が担っている検診も多い. 検診の良い影響は検者側, 被検者側の双方に及ぶ. 検者側は短期間に多くの健常者をみることができる一方

で，被検者側は障害の早期発見だけでなく，アンケートや問診に記入することにより保護者が障害への意識を高め，講習会により指導者が障害の知識，予防方法を学び，実践することができる．検診を継続することの意味は大きいため，医療側・選手・保護者・指導者が連携して対応していく体制を構築することが重要であり，より地域に根ざした活動となることが必要である．

3．検診の未来

選手・保護者や指導者が障害に対して共通の認識を持ち，徴候がみられたらすぐに医療機関を受診できる環境作りは必須だが，それだけでは"痛みなどの徴候がみられないことがある OCD"を早期に発見することはできないため，小学校高学年から中学生にかけてはすべての野球選手を対象としたい．ただ，検診の対象者を増やすことは，検者側だけでなく被検者側の労力も要する．大規模の検診を1日でこなすには限界があり，またその解決のために開催日数を増やすことは場所・費用・労力面からも望ましくない．時間的・場所的制約を排除するように，医療側にいつでも野球肘検診ができる体制を作り，障害予防の知識については検診とは別に教育的介入を行って担保する方法も一案であるが，今のところは現実的ではない．野球を楽しむ選手が，1人でも障害に悩み，困ることがないように，より良い検診の形を考えていきたい．

おわりに

京都府における大規模野球肘検診の現状と問題点について述べた．手探りで始めた活動が10年を経て1つの形を成してきている一方で，検診対象者や大規模検診の運営という問題点が残る．今後もこの活動をさらに発展，継続させていく必要がある．

文 献

1) 渡會公治ほか：成長期とスポーツの功罪 小学生に全国大会は必要か．日臨スポーツ医会誌，**12**：433-437，2004.

2) 山根貞之ほか：成長期スポーツ傷害の最近の特徴 過去10年間のスポーツ外来より．整外と災外，**47**：273-277，1998.

3) Brogdon BG, Crow NE：Little leaguer's elbow. *Am J Roentgenol, Radium Ther Nucl Med,* **83**：671-675, 1960.
   Summary 上腕骨内側上顆障害に関する初めての報告．骨軟骨のわずかな変化を見逃さないためには両側のX線撮影が必要と述べている．

4) 岩瀬毅信：小児整形外科における最近の進歩 スポーツ障害の予防・診断・治療 少年野球肘について．小児外科，**28**：703-710，1996.
   Summary 徳島野球肘検診に参加した6,677名にも及ぶ少年野球選手の大規模データについて報告．スポーツ傷害の診断，治療だけでなく予防についても詳細に記載されている．

5) Kida Y, et al：Prevalence and Clinical Characteristics of Osteochondritis Dissecans of the Humeral Capitellum Among Adolescent Baseball Players. *Am J Sports Med,* **42**：1963-1971, 2014.
   Summary 京都における大規模検診の結果から得た中高生の OCD 罹患率とその特徴いついての報告．

6) 柏口新二ほか：スポーツによる骨軟骨障害の予防．*The Bone,* **19**：407-412，2005.

7) 森原 徹ほか：京都府での取り組み 小学生，中学生，高校生に対する縦断野球検診．関節外科，**33**：1180-1184，2014.

8) Matsuura T, et al：Prevalence of Osteochondritis Dissecans of the Capitellum in Young Baseball Players：Results Based on Ultrasonographic Findings. *Orthop J Sports Med,* **2**：2325967114545298, 2014.

9) 琴浦義浩ほか：京都府北部における少年野球肘検診活動に障害予防効果はあるのか？ 日小児整外会誌，**26**：114-116，2017.

10) 琴浦義浩ほか：小中学生野球選手における上腕骨小頭離断性骨軟骨炎の罹患率 経時的検討．日整外スポーツ医会誌，**38**：258-261，2018.

特集／実践！上肢投球障害に対するリハビリテーション

Ⅳ．投球障害撲滅に向けて，大規模検診の現状と未来
障害発生予防に対する取り組み

亀山顕太郎*

Abstract 我々は，投球障害を予防したいという目的で，各地で検診を行ってきた．問診や理学検査，超音波エコーを用いて検査を行い，その記録をデータベース化してきた．その中で，「どのような環境で，どのような身体機能の選手が投球障害を発症するのか」という危険因子を調査した．その結果，学童野球の危険因子は，「肩痛や肘痛の既往」「肘関節の可動域制限」「ポジションが投手」「体重が35 kg以上」「練習時間が週20時間以上」「片足立ちが3秒間できない」「股関節の屈曲が硬い」「大腿四頭筋そのものが硬い」であった．また，危険因子とは逆の考え方で，「投手なのに一度も肩や肘を痛めたことがない」という健常な選手の身体的特徴も調査した．その結果，「股関節が柔らかい」「体幹の安定性と柔軟性がある」「手内在筋が機能し，前腕の柔軟性が確保されている」ことが健常に投手をするうえで重要であることを見出した．

Key words 投球障害(throwing injury)，パフォーマンス(performance)，危険因子(risk factors)，メディカルチェック(medical checkup)

はじめに

野球選手にとって投球障害は依然有病率が高く，予防すべき重要課題である[1)2)]．投球障害の予防を考えるうえで重要なことは危険因子を把握することである．近年，メディカルチェックによって危険因子を検出し早期に予防策を講じ，有病率を減らす取り組みが全国的に拡大している[3)～5)]．しかし，実際はメディカルチェックでどの危険因子を優先的に調べていくべきかという基準はあいまいである[6)]．

我々はこれまでに，小学生から社会人まで，あらゆる年代の選手たちにフィジカルチェックを行ってきた．その総数は4,741人にのぼるが(2018年8月現在)，これらの情報をすべてデータベース化してきた．調査項目の総数は280項目以上あるが，その中には肩や肘の発症データや離断性骨軟骨炎に関するデータが含まれている．このデータベースに対し，相関分析・ROC解析・ベイズの定理を用いて，投球障害の危険因子を横断的かつ縦断的に見出してきた．今回は，その中で，学童野球の調査結果を紹介する．

学童野球にて投球障害を発症する選手の特徴

1．こんな選手が投球障害を発症している(図1)

以下のような特徴を有する選手は，発症する危険性が高く注意を要する．保有する特徴の数が多くなればなるほど発症率が高まる．

① 投手経験がある，② 肘痛の既往がある，③ 肩痛の既往がある，④ 体重が35 kg以上ある，⑤ 練習時間が週20時間以上である，⑥ 肘の伸展制限がある，⑦ 肘の屈曲制限がある，⑧ 片足立位が3秒以上できない，⑨ 踵殿部距離が10 cm以上ある，⑩ 股関節屈曲が110°以下である．

---

* Kentaro KAMEYAMA, 〒271-0043 千葉県松戸市旭町1-161 松戸整形外科病院リハビリテーションセンター

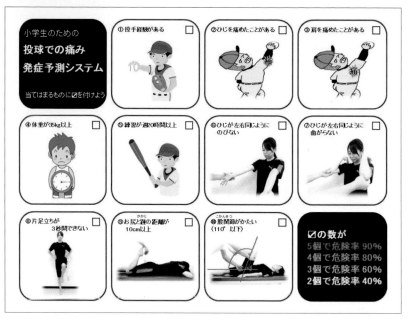

図 1. こんな選手が投球障害を起こしていた

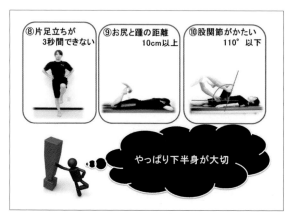

図 2. 投球障害を発症した選手に認められた身体的特徴

2. 体の大きさ，練習時間，ポジションが大きく関与

上記の危険因子を考察する．体重が 35 kg 以上，練習時間が 20 時間以上で投手をしている選手は，その後 1 年以内に 87.5％ の選手が投球障害を発症していた．逆に，体重が 35 kg 未満，練習時間が 20 時間未満で，投手をしていない選手の発症率は 22.8％ であった．発症率は約 4 倍も異なる．学童野球の世界では，試合の活躍は体の大きな選手に頼りがちな傾向がある．しかし，仮に体が大きくても，選手の骨年齢は未熟である可能性がある．このような体の大きな選手に対する酷使が投球障害につながっていることを，データを通して現場に知ってもらうことが重要である．

3. 肘の可動域制限がある選手も要注意

肘関節の可動域制限（特に伸展制限）がある学童野球選手は，その後 1 年以内に 71.4％ の選手が投球障害を発症していた．選手はもちろんのこと指導者および保護者が，肘関節の伸展と屈曲のチェックを頻回に行い，制限がある場合は投球数や投球頻度を減らす必要がある．それでも改善しなければ，信頼のおける整形外科医を受診するなどの対策が必要である．

4. 下半身に機能的な問題がある選手が投球障害を発症していた

投球障害を起こしている選手は下半身の機能に問題があった．「野球は下半身が大切」とよく言われるが，データでも下半身の機能の重要性を裏付ける結果となった（図 2）．

特に，片足立ちが 3 秒間できない選手の投球障害の発症率は約 70％ であり，非常に高率であった．チェックの方法は簡単なので，頻回にチェックするのと同時に，身体バランスの向上を促すトレーニングをウォーミングアップにも入れることが望ましい．

また，大腿四頭筋の硬さを反映する踵殿部距離が増えている選手や股関節屈曲角度が低下している選手も投球障害の発症率が高い傾向にあった．

この両者にはデータ上相関があり，現場的には，「しっかりと股関節が使えず，後方重心となっている選手が太ももの前が硬くなる」ことが多い印象がある．このような選手に中腰姿勢をとらせると，股関節を屈曲せずに膝だけ屈曲する選手が多い．股関節を使った重心コントロールを可能にするための指導が重要である(図3).

投手なのに一度も肩や肘を痛めたことがない選手

1．投球障害を経験したことがない投手の身体的特徴(図4)

投手の投球障害の発症率が高いことはこれまで述べた通りである．しかし，投手はやはり野球の花形であり，子どもにとっては憧れのポジションでもある．では，「投手であっても，どのようにすれば投球障害を防げるか？」と我々はこの疑問に対する調査を進めてきた．

検診に参加した学童野球36チーム78名の投手の中で，投球障害を一度も起こしたことがない28名の身体的特徴を調べたところ，①股関節屈曲が125°以上あること，②踵を浮かさずにしゃがみ込

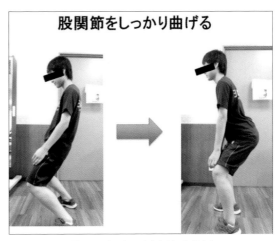

図3．中腰の不良例と改善例

めること，③片手フロントブリッジが可能であること，④前腕をつけたまま両肘を鼻より高く上げられること，⑤小指と母指の対立が可能であること，⑥⑤の状態で前腕の回外が90°できることの6項目が抽出された．

以上の項目について考察すると，股関節が柔らかく，体幹の安定性と柔軟性があり，手内在筋が機能し，前腕の柔軟性が確保されている投手は投球障害を経験していなかった．

2．股関節～下肢の柔軟性

股関節の屈曲可動域(自動)は，110°以下だと投

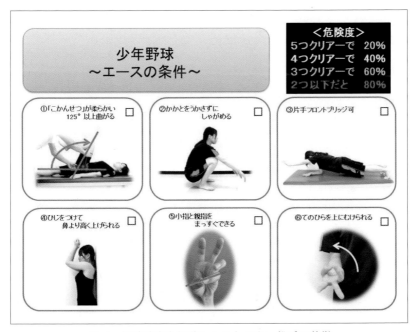

図4．投球障害を経験したことがない投手の特徴

球障害の発症率が上がり，125°以上だと投手であっても投球障害の危険性が少なくなる項目である．投球障害の予防において，股関節の柔軟性は学童期より身につけることが望ましい．

踵を浮かさずに3秒間しゃがむことができない投手は75％の確率で投球障害を経験していた．しゃがむことができないのに投手をさせることはリスクが高く，投手をさせたいのであれば，下肢の柔軟性を高める必要性がある．

3．体幹の柔軟性と安定性

非投球側の前腕を水平にした状態での片手フロントブリッジが3秒間可能である場合は，投手であっても投球障害の危険性が少なくなる．逆に，片手で自分の身体を支えられない選手は，投手に限らず投球障害の発症率が高く，その発症率は約60％にのぼる（**図5**）．野球をプレーするにあたり，片手で体を支えるだけの身体機能を身につけておくことが望ましい．

また，体幹は安定性だけでなく，柔軟性も大切である．

「前腕をつけたまま両肘を鼻より高く上げられる選手」は，投手であっても投球障害の危険性が低くなる．肩関節の屈曲外旋を伴うこの動作は，広背筋の柔軟性の指標として用いられることが多い[7)~9)]が，九藤ら[10)]は胸椎の柔軟性の関与も示している．投球障害の予防には，広背筋の柔軟性および胸椎の柔軟性も重要であると考えられる．

4．手内在筋と前腕の柔軟性

小指と母指の対立運動，前腕の柔軟性も投球障害と関連していることが考えられた．小指と母指の対立運動は，武術でも刀や槍を握るときに，いわゆる"手の内"といわれ重要な項目とされている．ボールを握る際にも，手内在筋でしっかり母指と小指を対立させて，前腕の柔軟性を保持することが望ましい．

まとめ
―大規模検診の未来―

学童野球で投球障害を予防するためには，

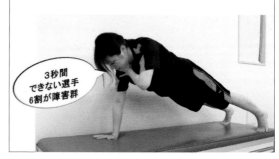

図5．片手で体を支えられるか

① 体格の大きな子どもに過負荷を与えないこと
② 質の高い練習メニューを考案し，量に依存した練習を避ける環境作りを行うこと
③ 片足立ちができる程度のバランスの強化
④ 股関節から下肢の柔軟性を確保すること
⑤ 体幹の柔軟性と安定性を確保すること
⑥ 手内在筋および前腕の柔軟性を確保すること
が大切である．

「スポーツ障害の最大の治療戦略は予防である」そして，障害予防にまず大切なことは，「選手の予防意識を高めること」である．我々は選手自身の予防意識を高めることを目指して，「投球障害・予測システム」というアプリケーションを開発した（**図6**）．このシステムは，我々が収集してきた小学生から社会人の4,741人分のデータを基に，相関分析・ROC解析・ベイズの定理を組み込んで構築した．

検索サイトで，「サイバーベースボール」とキーワードを入れると我々のホームページ〔https://www.cyber-baseball.jp〕に到達する．我々のホームページから投球障害予測システムのページへアクセスすることで，どなたでも本システムを利用できる（**図7**）．ご興味があれば，ぜひご使用いただきたい．

近い将来，様々なスポーツにおいても，こうしたアプリケーションが普及し，選手や指導者の予防意識が高まることで，選手自身が自発的に障害を予防し，投球障害の有病率が自然と低下する社会構造が生まれることを期待する．

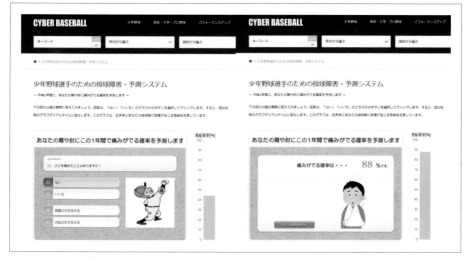

図 6. 「サイバーベースボール」少年野球のための投球障害・予測システム

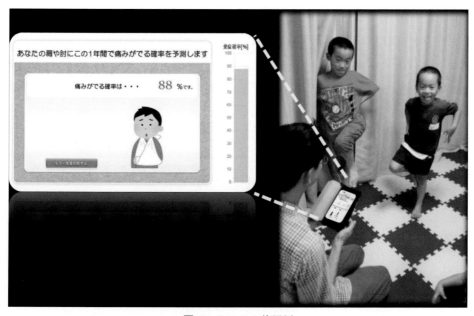

図 7. システム使用例

文 献

1) 伊藤博一ほか：年代別肩・肘有痛部位と真下投げVAS評価の詳細．日臨スポーツ医会誌，**17**：362-371，2009．

2) 丸山麻子ほか：高校野球における地域差における傷害発生要因の検討．日臨スポーツ医会誌，**16**：79-85，2008．

3) 中川慈人ほか：高校野球選手のメディカルサポート．臨スポーツ医，**12**：365-371，1995．

4) 岡本典子ほか：高校野球全国大会におけるメディカルサポートの取り組み．スポーツ傷害，**5**：21-23，2000．

5) 鳥塚之嘉：高校球児のメディカルチェック．スポーツ傷害，**6**：53-55，2001．

6) 石井壮郎ほか：投球障害肩の発症予測システムの開発と短期効果．日臨スポーツ医会誌，**19**(2)：353-361，2011．
   Summary 統計を用いて投球障害の発症を予測し，現場で予防する手法を提案し実践している．

7) 高村 隆：運動連鎖を取り入れた投球障害の対応(1)．臨スポーツ医，**29**：87-94，2012．

8) 鈴木 智ほか：肩こり・痛みに対する理学療法．菅谷啓之（編），実践肩こり・痛みの診かた治しかた，pp.85-96，全日本病院出版，2008．

9) 浜田純一郎ほか：高校野球選手にみられる肩・肘

障害とコンディショニング. 臨スポーツ医, **25**: 657-663, 2008.

10) 九藤博弥ほか:両肩関節屈曲に伴う胸椎後弯角度の変化について. 専門リハ, **14**: 6-10, 2015.

Summary 広背筋および胸椎柔軟性の評価として, 肘から前腕を密着させた状態での肩関節屈曲角度の測定が有用であることを明らかにした.

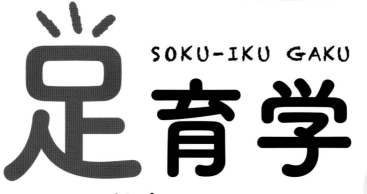

足育学
SOKU-IKU GAKU

**外来でみる
フットケア・フットヘルスウェア**

好評

編集：**高山かおる** 埼玉県済生会川口総合病院 主任部長
一般社団法人足育研究会 代表理事

2019年2月発行　B5判　274頁　定価（本体価格 7,000 円＋税）

治療から運動による予防まで
あらゆる角度から「足」を学べる足診療の決定版！

解剖や病理、検査、治療だけでなく、日々のケアや爪の手入れ、
運動、靴の選択など知っておきたいすべての足の知識が網羅されています。
皮膚科、整形外科、血管外科・リンパ外科・再建外科などの**医師**や**看護師**、
理学療法士、**血管診療技師**、さらには**健康運動指導士**や**靴店マイスター**など、
多職種な豪華執筆陣が丁寧に解説！
初学者から専門医師まで、とことん「足」を学べる一冊です。

CONTENTS

序章	「あしよわ分類」を理解する
Ⅰ章	足を解剖から考える
Ⅱ章	足疾患の特徴を学ぶ
Ⅲ章	検査で足を見極める
Ⅳ章	足疾患の治療を知る
Ⅴ章	足のケア・洗い方を指導する
Ⅵ章	フットウェアを選ぶ
Ⅶ章	忘れてはいけない 歩き方指導・運動
Ⅷ章	まだまだ知っておきたい 足にまつわる知識
巻末	明日から使える「指導箋」

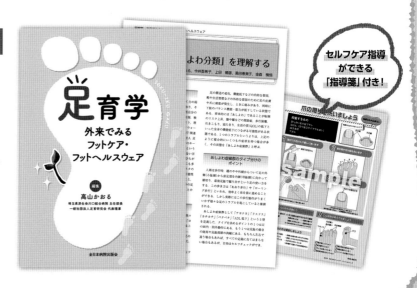

セルフケア指導ができる「指導箋」付き！

全日本病院出版会　〒113-0033 東京都文京区本郷 3-16-4　Tel:03-5689-5989
www.zenniti.com　　　　　　　　　　　　　　　　　Fax:03-5689-8030

Monthly Book
MEDICAL REHABILITATION

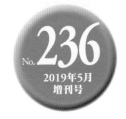

No. 236
2019年5月
増刊号

最新増刊号

脳卒中
リハビリテーション医療 update

編集企画／佐伯　覚（産業医科大学教授）

182頁　定価（本体価格5,000円+税）

脳卒中のリハビリテーション医療の「今」がこの一冊で丸わかり！
updateに最適な一冊です！

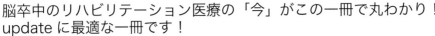
目　次

脳梗塞急性期治療の進歩	鴨川　徳彦ほか
高齢脳卒中患者の特徴	平野　照之
脳卒中データベースの活用	徳永　誠ほか
脳卒中急性期リハビリテーションの現状と課題	山田　深
脳卒中回復期リハビリテーションの現状と課題	赤津　嘉樹ほか
脳卒中生活期リハビリテーションの現状と課題	近藤　国嗣
脳卒中の機能予後予測	小山　哲男
脳卒中回復期リハビリテーションのチーム体制とカンファレンス	菅原　英和
脳卒中患者の歩行障害と下肢装具	木村　公宣
脳卒中患者におけるロボット支援歩行練習	平野　哲ほか
脳卒中患者の痙縮への対応	蜂須賀明子ほか
脳卒中患者の高次脳機能障害への対応	渡邉　修
脳卒中患者の摂食嚥下障害への対応	高畠　英昭
脳卒中後うつ・アパシーへの対応	先崎　章
脳卒中後てんかんへの対応	藤本　礼尚
脳卒中片麻痺上肢に対するCI療法	竹林　崇
脳卒中片麻痺上肢に対する促通反復療法	下堂薗　恵ほか
脳卒中片麻痺上肢に対するHANDS療法	川上　途行ほか
脳卒中片麻痺上肢に対する経頭蓋磁気刺激療法	福井　遼太ほか
脳卒中片麻痺上肢に対する経頭蓋直流電気刺激法	杉本　香苗ほか
脳卒中後の社会参加と両立支援	豊田　章宏
脳卒中後の自動車運転の再開	飯田　真也ほか
地域包括ケアシステムを支える地域連携1 ―札幌渓仁会リハビリテーション病院の取り組み	橋本　茂樹
地域包括ケアシステムを支える地域連携2―産業医科大学の取り組み	白石純一郎ほか
脳卒中の再発予防と生活管理	橋本洋一郎
脳卒中リハビリテーションにおける福祉機器の開発・活用に係る医工連携	粂田　哲人ほか

（株）全日本病院出版会

各誌目次がご覧いただけます！
http://www.zenniti.com

〒113-0033　東京都文京区本郷3-16-4　　電話(03)5689-5989　　FAX(03)5689-8030

ピン・ボード

リハ栄養フォーラム 2019

＜名古屋＞
日　時：8月24日（土）12：30〜16：30
場　所：TKP ガーデンシティ PREMIUM 名駅西口
　　　　2階ベガ
定　員：280名

受講料
名古屋　各会場　3,000円（税込）
お申込み：下記 Web サイトよりお申し込みください。
URL：http://www.e-toroku.jp/rihaeiyo2019/

第6回日本サルコペニア・フレイル学会大会

会　期：2019年11月9日（土）・10日（日）
会　場：朱鷺メッセ 新潟コンベンションセンター
　　　　〒950-0078　新潟市中央区万代島6-1
テーマ：百寿のためのサルコペニア，フレイル，ロコモ
　　　　対策
大会長：遠藤直人（新潟大学大学院医歯学総合研究科整
　　　　形外科学分野教授）
Ｈ　Ｐ：https://admedic.co.jp/jasf6/
お問い合わせ先：
　＜事務局＞
　新潟大学大学院医歯学総合研究科 整形外科学分野
　〒951-8510　新潟市中央区旭町通1番町757
　TEL：025-227-2272　FAX：025-227-0782
　＜運営事務局＞
　株式会社アド・メディック内　担当：東海林 豊／川崎
　芽衣
　〒950-0951　新潟市中央区鳥屋野310
　TEL：025-282-7035　FAX：025-282-7048
　E-mail：jasf6@admedic.co.jp

第9回日本リハビリテーション栄養学会学術集会

会　期：2019年11月23日（土）
会　場：アクロス福岡
大会長：西岡心大（長崎リハビリテーション病院 人材開
　　　　発部副部長・栄養管理室室長）
Ｈ　Ｐ：https://jarnfukuoka1123.wixsite.com/home
お問い合わせ先：
　学術事務局
　〒869-1106　熊本県菊池郡菊陽町曲手760
　熊本リハビリテーション病院（担当　嶋津さゆり）
　TEL/FAX 096-232-5435（栄養管理部直通）

FAXによる注文・住所変更届け

改定：2015年1月

　毎度ご購読いただきましてありがとうございます．

　読者の皆様方に小社の本をより確実にお届けさせていただくために，FAXでのご注文・住所変更届けを受けつけております．この機会に是非ご利用ください．

◇ご利用方法

　FAX専用注文書・住所変更届けは，そのまま切り離してFAX用紙としてご利用ください．また，注文の場合手続き終了後，ご購入商品と郵便振替用紙を同封してお送りいたします．**代金が5,000円をこえる場合，代金引換便とさせて頂きます．**その他，申し込み・変更届けの方法は電話，郵便はがきも同様です．

◇代金引換について

　本の代金が5,000円をこえる場合，代金引換とさせて頂きます．配達員が商品をお届けした際に，現金またはクレジットカード・デビットカードにて代金を配達員にお支払い下さい(本の代金＋消費税＋送料)．(※年間定期購読と同時に5,000円をこえるご注文を頂いた場合は代金引換とはなりません．郵便振替用紙を同封して発送いたします．代金後払いという形になります．送料は定期購読を含むご注文の場合は頂きません)

◇年間定期購読のお申し込みについて

　年間定期購読は，1年分を前金で頂いておりますため，代金引換とはなりません．郵便振替用紙を本と同封または別送いたします．送料無料，また何月号からでもお申込み頂けます．

　毎年末，次年度定期購読のご案内をお送りいたしますので，定期購読更新のお手間が非常に少なく済みます．

◇住所変更届けについて

　年間購読をお申し込みされております方は，その期間中お届け先が変更します際，必ずご連絡下さいますようよろしくお願い致します．

◇取消，変更について

　取消，変更につきましては，お早めにFAX，お電話でお知らせ下さい．

　返品は，原則として受けつけておりませんが，返品の場合の郵送料はお客様負担とさせていただきます．その際は必ず小社へご連絡ください．

◇ご送本について

　ご送本につきましては，ご注文がありましてから約1週間前後とみていただきたいと思います．お急ぎの方は，ご注文の際にその旨をご記入ください．至急送らせていただきます．2〜3日でお手元に届くように手配いたします．

◇個人情報の利用目的

　お客様から収集させていただいた個人情報，ご注文情報は本サービスを提供する目的(本の発送，ご注文内容の確認，問い合わせに対しての回答等)以外には利用することはございません．

　その他，ご不明な点は小社までご連絡ください．

株式会社 全日本病院出版会

〒113-0033 東京都文京区本郷 3-16-4-7F
電話 03(5689)5989　FAX03(5689)8030　郵便振替口座 00160-9-58753

FAX 専用注文書

5,000 円以上代金引換

ご購入される書籍・雑誌名に〇印と冊数をご記入ください

〇	書　籍　名	定価	冊数
	読めばわかる！臨床不眠治療―睡眠専門医が伝授する不眠の知識― 　新刊	￥3,240	
	骨折治療基本手技アトラス―押さえておきたい 10 のプロジェクト― 　新刊	￥16,200	
	グラフィック リンパ浮腫診断―医療・看護の現場で役立つケーススタディー 　新刊	￥7,344	
	足育学　外来でみるフットケア・フットヘルスウェア 　新刊	￥7,560	
	四季を楽しむビジュアル嚥下食レシピ 　新刊	￥3,888	
	病院と在宅をつなぐ 脳神経内科の摂食嚥下障害―病態理解と専門職の視点― 　新刊	￥4,860	
	ゼロからはじめる！ Knee Osteotomy アップデート	￥11,880	
	イラストからすぐに選ぶ　漢方エキス製剤処方ガイド	￥5,940	
	ここからスタート！睡眠医療を知る―睡眠認定医の考え方―	￥4,860	
	髄内釘による骨接合術―全テクニック公開, 初心者からエキスパートまで―	￥10,800	
	カラーアトラス　爪の診療実践ガイド	￥7,776	
	睡眠からみた認知症診療ハンドブック―早期診断と多角的治療アプローチ―	￥3,780	
	肘実践講座　よくわかる野球肘　肘の内側部障害―病態と対応―	￥9,180	
	医療・看護・介護で役立つ嚥下治療エッセンスノート	￥3,564	
	こどものスポーツ外来―親もナットク！このケア・この説明―	￥6,912	
	野球ヒジ診療ハンドブック―肘の診断から治療, 検診まで―	￥3,888	
	見逃さない！骨・軟部腫瘍外科画像アトラス	￥6,480	
	パフォーマンス UP！　運動連鎖から考える投球障害	￥4,212	
	医療・看護・介護のための睡眠検定ハンドブック	￥3,240	
	肘実践講座 よくわかる野球肘　離断性骨軟骨炎	￥8,100	
	これでわかる！スポーツ損傷超音波診断 肩・肘＋α	￥4,968	
	達人が教える外傷骨折治療	￥8,640	
	ここが聞きたい！スポーツ診療 Q & A	￥5,940	
	見開きナットク！フットケア実践 Q & A	￥5,940	
	高次脳機能を鍛える	￥3,024	
	最新　義肢装具ハンドブック	￥7,560	
	訪問で行う 摂食・嚥下リハビリテーションのチームアプローチ	￥4,104	

バックナンバー申込（※ 特集タイトルはバックナンバー 一覧をご参照ください）

❀メディカルリハビリテーション（No）

No＿＿＿＿＿　　No＿＿＿＿＿　　No＿＿＿＿＿　　No＿＿＿＿＿　　No＿＿＿＿＿
No＿＿＿＿＿　　No＿＿＿＿＿　　No＿＿＿＿＿　　No＿＿＿＿＿　　No＿＿＿＿＿

❀オルソペディクス（Vol/No）

Vol/No＿＿＿　　Vol/No＿＿＿　　Vol/No＿＿＿　　Vol/No＿＿＿　　Vol/No＿＿＿

年間定期購読申込

❀メディカルリハビリテーション	No.	から
❀オルソペディクス	Vol.　　　　No.	から

TEL：　　（　　　　　）　　　　　　FAX：　　（　　　　　）

ご 住 所　〒

フリガナ

お 名 前　　　　　　　　　　　　　　　　　　要捺印　　診療科目

FAX 03-5689-8030 全日本病院出版会行

FAX 03-5689-8030
全日本病院出版会行

年　月　日

住所変更届け

お名前	フリガナ	
お客様番号		毎回お送りしています封筒のお名前の右上に印字されております8ケタの番号をご記入下さい。
新お届け先	〒　　　　　都道府県	
新電話番号	（　　　　　　）	
変更日付	年　月　日より	月号より
旧お届け先	〒	

※ 年間購読を注文されております雑誌・書籍名に✓を付けて下さい。
　□ Monthly Book Orthopaedics（月刊誌）
　□ Monthly Book Derma.（月刊誌）
　□ 整形外科最小侵襲手術ジャーナル（季刊誌）
　□ Monthly Book Medical Rehabilitation（月刊誌）
　□ Monthly Book ENTONI（月刊誌）
　□ PEPARS（月刊誌）
　□ Monthly Book OCULISTA（月刊誌）

FAX 03-5689-8030

全日本病院出版会行

Monthly Book Medical Rehabilitation
バックナンバー在庫

2019.7.現在

【2013～15年増刊号・増大号】

No.157 肩関節傷害 診療の真髄
編集/岩堀裕介（増大号/3,900円＋税）

No.163 もう悩まない！100症例から学ぶリハビリテーション評価のコツ
編集/里宇明元・辻川将弘・杉山 瑶・堀江温子（増刊号/4,900円＋税）

No.170 高齢者のフレイル（虚弱）とリハビリテーション
編集/近藤和泉（増大号/3,900円＋税）

No.176 運動器疾患リハビリテーション実践マニュアル
編集/帖佐悦男（増刊号/4,900円＋税）

No.183 知りたい！聞きたい！認知症Q＆A
編集/遠藤英俊（増刊号/4,980円＋税）

No.189 リハビリテーション医療における呼吸器診療
編集/笠井史人（増大号/4,000円＋税）

【2016年】

No.192 回復期における高次脳機能障害へのアプローチ
―病態評価に基づく対応―　編集/宮井一郎

No.193 脳性麻痺のリハビリテーション
―押さえておきたい二次障害への対応―　編集/朝貝芳美

No.194 現場に活かすリハビリテーション支援機器　編集/浅見豊子

No.195 骨粗鬆症update―リハビリテーションとともに―
編集/島田洋一・宮腰尚久（増大号/4,000円＋税）

No.196 パーキンソニズムの診断とリハビリテーション　編集/林 明人

No.197 大腿骨近位部骨折のリハビリテーション　編集/千田益生

No.198 腰痛予防と運動指導―セルフマネジメントのすすめ―
編集/矢吹省司

No.199 知っておくべきリハビリテーションにおける感染対策　編集/藤谷順子

No.200 在宅高齢者の内部障害リハビリテーション　編集/諸冨伸夫

No.201 リハビリテーション看護―看護実践のエビデンスと可能性―
編集/金城利雄・荒木暁子

No.202 発達期の嚥下調整食　編集/弘中祥司

No.203 リハビリテーションに役立つ！睡眠障害・睡眠呼吸障害の知識
編集/近藤国嗣（増刊号/4,980円＋税）

No.204 末梢神経障害に対する治療の進歩―新たな展開と
リハビリテーション―　編集/平田 仁

【2017年】

No.205 医工，産学連携によるリハビリテーション　編集/菅本一臣

No.206 認知症予防とリハビリテーション 最前線
編集/繁田雅弘・竹原 敦

No.207 脳損傷者の自動車運転―QOL向上のために―　編集/武原 格

No.208 リハビリテーションに役立つ心理療法　編集/中島恵子

No.209 脊髄損傷のリハビリテーション最前線　編集/三上靖夫

No.210 小児脳損傷のリハビリテーション
―成長に合わせたアプローチ―　編集/橋本圭司

No.211 全身管理からみたフットケア　編集/杉本郁夫

No.212 摂食嚥下障害リハビリテーションABC
編集/出江紳一（増刊号/4,980円＋税）

No.213 神経免疫疾患治療とリハビリテーションupdate　編集/阿部和夫

No.214 リンパ浮腫コントロール　編集/廣田彰男

No.215 人工呼吸器管理患者のリハビリテーション　編集/笠井史人

No.216 運動器疾患エコー活用術　編集/扇谷浩文

No.217 知っておきたい！これからの生活期リハビリテーション
編集/石川 誠（増大号/4,000円＋税）

【2018年】

No.218 心大血管手術後のリハビリテーション　編集/宮野佐年

No.219 医療ITを活かすチームリハビリテーション　編集/菅原英和

No.220 リハビリテーションから考える高次脳機能障害者への生活支援
編集/中島八十一

No.221 多職種協働による転倒予防 私たちの取り組み　編集/渡邊 進

No.222 チーム医療の中のリハ医のリーダーシップ―様々なチームシチュエーション―
編集/岡本隆嗣

No.223 次のリハビリテーションに活きる！私の脳疾患評価
編集/石合純夫（増刊号/4,980円＋税）

No.224 リハビリテーションを支える栄養管理の知識
編集/栢下 淳

No.225 知っておきたい脳卒中下肢装具の知識
編集/牧野健一郎

No.226 認知症高齢者の摂食嚥下リハビリテーション
編集/大熊るり

No.227 臨床実践！失語症のリハビリテーション
編集/前島伸一郎

No.228 成長期のスポーツ外傷・障害とリハビリテーション医療・医学
編集/帖佐悦男（増大号/4,000円＋税）

No.229 これからの"地域"づくり―リハビリテーションの視点から―
編集/宮田昌司

No.230 リハビリテーションに活かす ソーシャルワーカーの力
編集/取出涼子

【2019年】

No.231 心臓リハビリテーションにおける新時代の幕明け
編集/諸冨伸夫

No.232 脳性麻痺のリハビリテーション
―障害のある子どもとその家族を支える―
編集/土岐めぐみ

No.233 高齢者と排泄―アセスメントとケア―
編集/谷口珠実

No.234 在宅医に役立つ生活期における補装具・生活用具の知識
編集/吉永勝訓

No.235 歩きと姿勢を科学する
編集/長谷公隆

No.236 脳卒中リハビリテーション医療update
編集/佐伯 覚（増刊号/5,000円＋税）

No.237 発達障害支援のマイルストーン―就学支援を中心に―
編集/日原信彦

No.238 摂食嚥下障害患者の食にチームで取り組もう！
編集/栢下 淳

2019年 年間購読のご案内

年間購読料　39,570円（消費税込）

年間13冊発行

（通常号11冊・増大号1冊・増刊号1冊）

送料無料でお届けいたします！

各号の詳細は弊社ホームページでご覧いただけます．
☞www.zenniti.com/

※各号定価（本体価格2,500円＋税）（増刊・増大号を除く）

次号予告

これでナットク！
摂食嚥下機能評価のコツ

No. 240（2019 年 9 月増大号）

編集／藤田医科大学准教授　青柳陽一郎

Ⅰ．総　論
なぜ評価が必要か？……………青柳陽一郎ほか
Ⅱ．診察とスクリーニング
摂食嚥下障害を疑う患者の何をみる？
…………………………………巨島　文子
質問紙…………………………………深田　順子
水飲みテスト……………………倉智　雅子
反復唾液嚥下テスト RSST：Repetitive
saliva swallowing test………小口　和代
咳テスト…………………………若杉　葉子ほか
頚部聴診法を用いた嚥下評価の
ポイント……………………大野木宏彰
口腔内の評価…………………松尾浩一郎
栄養学的評価……………………吉村　芳弘
その他のスクリーニング評価……國枝顕二郎ほか
Ⅲ．機器を用いた評価
舌圧検査：現状と将来展望………小野　高裕ほか
嚥下内視鏡検査(1) 正常所見と異常所見
…………………………………太田喜久夫
嚥下内視鏡検査(2) 客観的評価…兵頭　政光ほか

嚥下造影検査(1) 正常所見と異常所見
………………………………西谷　春彦ほか
嚥下造影検査(2) 評価法………加賀谷　斉ほか
嚥下 CT…………………………稲本　陽子
嚥下マノメトリー………………青柳陽一郎
筋電図検査………………………井上　誠
超音波を用いた嚥下機能評価……中藤　流以ほか
脳画像と摂食嚥下障害…………山脇　正永
Ⅳ．摂食嚥下能力，摂食状況の評価
臨床的重症度分類(DSS)………柴田　斉子ほか
摂食嚥下能力のグレードと摂食状況の
レベル…………………………國枝顕二郎ほか
摂食状況の評価…………………谷口　裕重
Ⅴ．トピックス
オーラルフレイルと口腔機能低下症の
評価…………………………菊谷　武
食道機能の評価…………………栗林　志行ほか
海外で用いられる評価法………兼岡　麻子
フレイル・サルコペニア………近藤　和泉
Ⅵ．評価とアプローチの実際：症例報告
頭頚部がん治療後の摂食嚥下障害
―評価とアプローチの実際―
………………………………二藤　隆春
高解像度マノメトリーによる評価が
有効であった重度 Wallenberg
症候群の 1 例…………………蛭牟田　誠ほか
慢性期嚥下障害…………………粟飯原けい子ほか

編集主幹：宮野佐年　医療法人財団健貢会総合東京病院 リハビリテーション科センター長 水間正澄　医療法人社団輝生会理事長 昭和大学名誉教授	**No. 239　編集企画：** 森原　徹　丸太町リハビリテーションクリニック院長

Monthly Book Medical Rehabilitation　No. 239

2019 年 8 月 15 日発行　（毎月 1 回 15 日発行）
定価は表紙に表示してあります．
Printed in Japan

© ZEN・NIHONBYOIN・SHUPPANKAI, 2019

発行者　　末　定　広　光
発行所　　株式会社　全日本病院出版会
〒 113-0033 東京都文京区本郷 3 丁目 16 番 4 号 7 階
電話（03）5689-5989　Fax（03）5689-8030
郵便振替口座 00160-9-58753

印刷・製本　三報社印刷株式会社　　電話（03）3637-0005
広告取扱店　資日本医学広告社　　　電話（03）5226-2791

・本誌に掲載する著作物の複製権・翻訳権・上映権・譲渡権・公衆送信権（送信可能化権を含む）は株式会社
全日本病院出版会が保有します．
・ JCOPY ＜(社)出版者著作権管理機構　委託出版物＞
本誌の無断複写は著作権法上での例外を除き禁じられています．複写される場合は，そのつど事前に，(社)出版
者著作権管理機構（電話 03-5244-5088，FAX 03-5244-5089，e-mail: info@jcopy.or.jp）の許諾を得てください．
・本誌をスキャン，デジタルデータ化することは複製に当たり，著作権法上の例外を除き違法です．代行業者等
の第三者に依頼して同行為をすることも認められておりません．